グラム染色道場

肺炎診療に生かす
喀痰グラム染色の見方・考え方

神戸市立医療センター中央市民病院 山本 剛 著

日本医事新報社

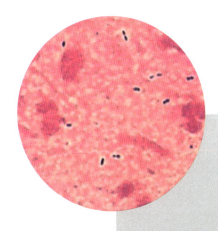
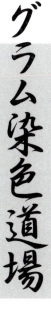
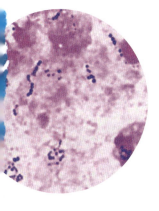
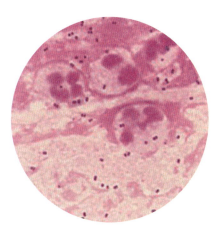

はじめに

　本書を出版するのは誰のためか。そう聞かれたら、「自分のため」と答えるでしょう。なぜかと言うと、本書は『グラム染色道場』という個人的な意見が詰まったブログを元にしています。このブログは備忘録として活用していたこともあり、まさに自己中心的な内容なのです。

　ところが、自分では想像もしていなかったことですが、多くの人からこのブログが「勉強になる」「面白い」というコメントを頂くようになりました。自分自身のために書き残した情報が共感により拡散し、感染症診療の中で使えるアイテムになったからだと思います。

　グラム染色は従来から、培地上の微生物を染めて同定の手段としてきました。また、肺炎球菌やインフルエンザ菌、緑膿菌など一部の細菌については、材料中で確認された特徴から推定菌として報告してきました。しかし、グラム染色は微生物検査室だけのものではなく、感染症診療にあたるスタッフ全員にとって大きな武器になることが認識されつつあります。

　本書は、菌種推定のコツはもちろんのこと、グラム染色所見において白血球やフィブリンなどの生体由来物質の染色像や、推定菌の情報を診療にどのように活用するかという手順書のようなものです。ブログを始めた当初は、「そこまで言って大丈夫なのか」、「間違った情報を発信した場合にどう責任を取るのか」とか「医師が検査室に来て、ここまで分からないのかと詰め寄って困る」などのご意見を頂きましたが、今では炎症の状態を含めて結果報告することが普通になりつつあります。

　今回は、グラム染色の中では比較的難しく、興味深いと思われる喀痰グラム染色所見を中心に一冊にまとめました。短時間で読めるよう、あえてコンパクトな構成にしましたので、気軽に読んでいただければ幸いです。

　出版にあたり、ブログを始める機会を頂いた奈良県立医科大学の笠原敬先生、ブログ発信について背中を後押しして頂いた国立国際医療研究センターの大曲貴夫先生に深謝致します。

2019 年 1 月　山本　剛

目　次

第1章　グラム染色による病態把握

▶ 喀痰グラム染色の見方

喀痰グラム染色で病態を把握する …………………………………………… 2
肺炎の分類と喀痰グラム染色 ………………………………………………… 5
肺膿瘍の成因と喀痰グラム染色 ……………………………………………… 8
肺炎と肺膿瘍をグラム染色で区別できるか？ ……………………………… 11
急性肺炎のスメアで見えるもの …………………………………………… 13
グラム染色は複数菌が同時にわかるメリットがある ……………………… 15
肺炎球菌って必ず見えるの？ ……………………………………………… 17
貪食像＝原因菌か？ ………………………………………………………… 20
フィブリンか粘液か？ ……………………………………………………… 22
ピュアじゃない検体に出会ったら ………………………………………… 24
複数菌感染なのか？ ………………………………………………………… 28

▶ 市中肺炎

市中肺炎の起炎菌を推定する ……………………………………………… 30
生えない敵と戦う …………………………………………………………… 32
注射薬か経口薬か ── 感受性成績の解釈について ……………………… 34
インフルエンザ罹患後の細菌性肺炎 ……………………………………… 36

▶ 院内肺炎

院内肺炎の見方は難しいか？ ……………………………………………… 38
人工呼吸器関連肺炎 その① VAP に遭遇しても困らない ……………… 42
人工呼吸器関連肺炎 その② *Stenotrophomonas maltophilia* … 44
人工呼吸器関連肺炎 その③ ブドウ球菌の貪食像 ……………………… 46
人工呼吸器関連肺炎 その④ 酵母は美味なのか？ ……………………… 48

▶ 誤嚥性肺炎

誤嚥性肺炎診断のためのグラム染色 ……………………… 50

唾液誤嚥を疑う症例 ……………………………………… 52

NHCAP の一例 ……………………………………………… 53

Polymicrobial pattern ………………………………… 55

唾液と逆流の違い ………………………………………… 56

▶ 膿胸

膿胸 ………………………………………………………… 57

膿胸の治療経過をグラム染色で追ってみると ………… 59

膿胸なのに菌が見えない ………………………………… 60

くさくない膿胸 …………………………………………… 62

やっぱりありました入れ歯 ……………………………… 64

▶ 検査材料の評価

Geckler なんぼやねん？ ……………………………… 66

検体が悪いけどどうしましょう ………………………… 68

これは痰だろうか？ ……………………………………… 69

検体はいつまで有効なん？ ……………………………… 70

塵埃細胞 …………………………………………………… 72

第2章　グラム陽性菌

▶ ブドウ球菌

医療従事者の肺炎 ………………………………………… 74

MRSA 肺炎はどうやって起きるのでしょうか？ ……… 76

これは保菌と判断しました ……………………………… 78

どうして MRSA を疑うか ……………………………… 80

黄色ブドウ球菌は感染源が判らない？ ………………… 82

▶ 肺炎球菌

当直中に出会った症例 ································· 84
莢膜を見逃してませんか？ ························· 86
塗抹は現場を押さえている唯一の証拠です ········ 88
肺炎球菌が培養で発育しにくい理由 ··············· 89
多彩な形態に惑わされない ························· 92
尿中抗原陰性の解釈 ······························· 94

▶ その他のグラム陽性菌

グラム染色で嫌気性菌の鑑別を ···················· 96
肺化膿症で見られた嫌気性グラム陽性球菌 ········ 97
易感染者の膿性痰から出たグラム陽性桿菌 ········ 99
肺放線菌症を疑うとき ···························· 100
抗菌薬で改善しない感冒様症状 ··················· 102

第3章 グラム陰性菌

▶ 肺炎桿菌

大葉性肺炎の代表菌 ······························ 104
緑膿菌と肺炎桿菌 ································· 105
もうカルバペネム入ってるよぉ ··················· 107
肺炎桿菌で抜けた莢膜見つけました ··············· 109
こんな膿胸珍しいかも ···························· 111

▶ インフルエンザ菌

重症でないけど肺炎です ·························· 113
インフルエンザ菌による肺炎 ····················· 114
インフルエンザ菌の多形性 ························ 116
豪華なメンバー ·································· 117

似たもの同士 ………………………………………………………… 119

▶ 緑膿菌

長ーく伸びた桿菌? ……………………………………………… 121

緑膿菌はなぜ耐性菌として注目されるのか? …………………… 123

鉄のさび色 ………………………………………………………… 125

菌名を迅速に報告するべきでしょうか? ………………………… 127

緑膿菌のムコイド像 ……………………………………………… 129

▶ モラクセラ

気管支炎で見過ごされがち? ……………………………………… 130

これはもう迷わない ……………………………………………… 131

区別つきますか? ………………………………………………… 132

▶ レジオネラ

レジオネラ肺炎の喀痰塗抹の見方 ……………………………… 133

▶ フソバクテリウム

膿胸から見える情景 ……………………………………………… 135

お前はもう死んでいる …………………………………………… 137

第4章　その他の細菌、真菌

▶ マイコプラズマ

マクロライドが奏効しない市中肺炎 …………………………… 140

▶ 抗酸菌

グラム染色で見える結核菌 ……………………………………… 142

気管支鏡で潰瘍が見つかった …………………………………… 143

非結核性抗酸菌もキレイに抜けます …………………………… 145

影が二つ ································· 147

▶ 真菌

カンジダの貪食像 ································· 148
誤嚥性肺炎の後に出現したカンジダ ································· 150
日和見感染菌を見たとき ································· 152

第1章
グラム染色による病態把握

▶ 喀痰グラム染色の見方 ………………………… 2

▶ 市中肺炎 ……………………………………… 30

▶ 院内肺炎 ……………………………………… 38

▶ 誤嚥性肺炎 …………………………………… 50

▶ 膿胸 …………………………………………… 57

▶ 検査材料の評価 ……………………………… 66

第1章 グラム染色による病態把握 ▶ 喀痰グラム染色の見方

喀痰グラム染色で病態を把握する

　２週間ほど咳が止まらないという主訴で来院した患者さん。痰切れが悪いことがわかり、「喀痰グラム染色至急」のオーダーがありました。

　このとき、所見として注目する点は以下の通りです。

①喀痰として適切に採取されているかどうか。
②多核白血球が多いかどうか。
③白血球の種類と量（どれが多いか）、核が明瞭か否か（不明瞭な場合は古いことを示す）。
④多核白血球優位の場合は、微生物がいるかいないか。微生物が確認されたら、優位な微生物についてコメントする。

　例えば、こんなスメアが見えたら…

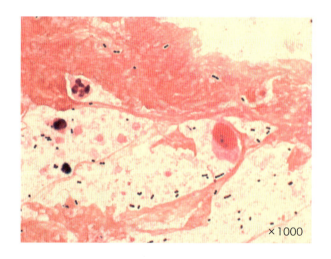

　「多核白血球が優位で、グラム陽性双球菌があり肺炎球菌を疑います。一部莢膜形成もありますので間違いないと思います。貪食像は少なめですが見られます」

　こんなふうに、肺炎球菌性肺炎を示唆するコメントを返しますよね。

では、咳や痰があるのに、このようにスメアで菌が見えない場合はどうコメントしますか？

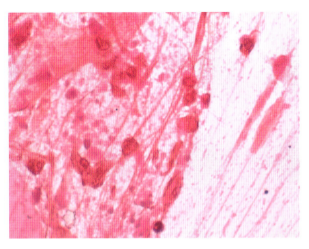

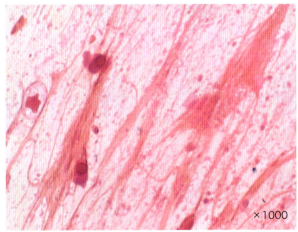

×1000

　このスメアからわかるのは、多核白血球は少ないが存在すること、フィブリン糸のような線状の物質に絡み合うように、すりガラス状の粘液糸が見られることです。
　この場合、粘液糸とフィブリン糸の交錯がポイントになります。
　さらに、線毛上皮が多く見られることから、マイコプラズマ肺炎などの異型肺炎が疑われます。

このスメアも菌は見えませんね。どうコメントしますか？

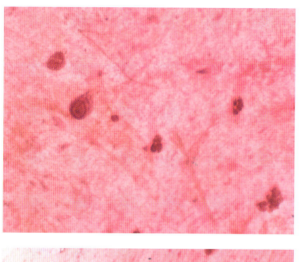

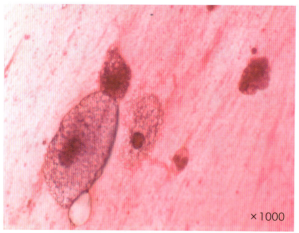

×1000

　今度は白血球はありますし、線毛上皮や粘液糸もありますが、フィブリン糸がありません。慢性炎症時に出現するマクロファージが見えます。
　これは気管支喘息の悪化に伴う像です。マクロファージが出現する病態としては、ほかに癌や心不全などがあります。

　このようにグラム染色は単に菌を見つけるだけでなく、病態の把握につなげることで、より有益な情報を引き出すことができます。

第1章　グラム染色による病態把握　▶ 喀痰グラム染色の見方

肺炎の分類と喀痰グラム染色

　肺炎は原因微生物によって細菌性肺炎と非定型肺炎、ウイルス性肺炎に分けられます。細菌性肺炎の多くはグラム染色で確認できます。

　また、肺炎は起きた場所により市中肺炎と院内肺炎とに分かれ、発生要因や原因微生物の種類に特徴があります。

　そのため、どこで発生した肺炎で、どういった微生物による感染を示唆するのかを想定しながらグラム染色のオーダーをする必要があります。

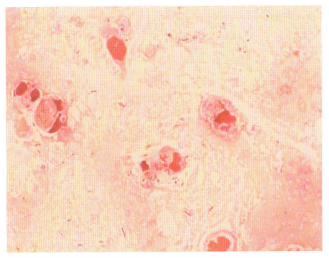

緑膿菌の肺炎は院内肺炎に多いが、稀に市中肺炎を起こす

大葉性肺炎

　肺炎は肺胞腔に感染するものと、間質に感染するものがあります。前者はさらに、葉単位に起こる大葉性肺炎と、気管支走行に沿って起こる気管支肺炎に分けられます。

　大葉性肺炎の起炎菌としては肺炎球菌が最も有名ですが、クレブシエラやレジオネラも大葉性肺炎を起こす菌の1つです。気管支肺炎が悪化して深部にまで進むと大葉性肺炎に見えることもあり、緑膿菌で大葉性肺炎を

起こすこともあります。

　肺胞腔に感染を起こした場合は、肺胞腔内にフィブリンが充満し、コーン孔やランバート管を通じて炎症が波及し、フィブリン塊がべっとり付いたスメアが確認できます。そのため、血液培養でも容易に検出されることになります。

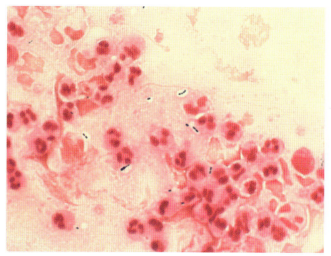

肺炎球菌の肺炎ではフィブリン塊が増える

気管支肺炎

　気管支肺炎の起炎菌はインフルエンザ菌やモラクセラ・カタラーリス、緑膿菌、黄色ブドウ球菌などが有名です。

　市中感染ではインフルエンザ菌が最も多くお目にかかります。COPDではインフルエンザ菌やモラクセラ・カタラーリス、院内肺炎や気管支拡張症では緑膿菌、インフルエンザ罹患後や敗血症、慢性誤嚥に関連して黄色ブドウ球菌による肺炎が問題になります。

　気管支肺炎の場合は組織傷害の程度にもよりますが、通常はフィブリン形成は少なく、赤みの弱いすりガラスのようなスメアが見られます。

　気管支壁は肺胞に比べて分厚いために、大きな傷害が起きない限り血液が混在した喀痰は出ないので、黄白色の膿性痰であることが多いのです。

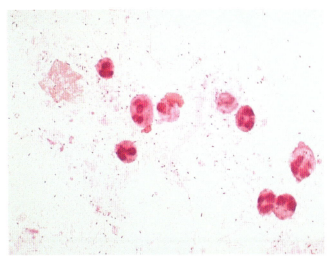

インフルエンザ菌の場合は背景の赤みが弱く、菌が散在する

　ただし、緑膿菌は長期間気管支壁に傷害を起こすためフィブリン形成が多くなり、黄色ブドウ球菌は壊死を伴うのでフィブリン形成が多くなることがあります。

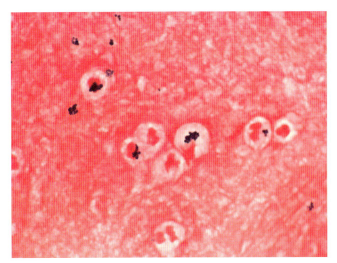

黄色ブドウ球菌の肺炎はフィブリン形成が多く、背景が赤くなる

喀痰グラム染色の見方　　7

第1章　グラム染色による病態把握 ▶ 喀痰グラム染色の見方

肺膿瘍の成因と喀痰グラム染色

　肺炎は主に肺実質（肺胞）の炎症であり、小葉間や気管支周囲の結合組織が炎症を起こしている状態も含みます。肺膿瘍は肺実質が炎症で破壊され膿瘍形成を起こしている状態で、多くは空洞を作り、中心部に膿が溜っています。

　どちらも診断のために喀痰検査が行われますが、肺膿瘍では嫌気性菌が関与することが多いため嫌気培養を行う必要があります。

　肺膿瘍の成因はいくつかあります。
①肺炎が長期化したり、壊死を伴う感染巣（黄色ブドウ球菌など）がある場合。
②慢性の誤嚥性肺炎、気管支拡張症があり、壊死を伴う感染巣がある場合。異物や気道分泌物による閉塞、肺癌など悪性腫瘍に伴う閉塞が起こる場合（閉塞性肺炎）。
③肺嚢胞や肺癌、肺抗酸菌症に続発する病巣への重感染。
④消化管や口腔などに原病巣が存在し、そこから血行播種して肺に膿瘍形成を起こした場合。

　上記の成因によって原因菌も異なります。どういう病態が起こっているのか情報がなければ、グラム染色所見から推測するしかないのです。

　肺膿瘍は、クレブシエラや黄色ブドウ球菌のように、嫌気性菌でなくても壊死を起こす場合は単一菌で成立しますが、多くは口腔内細菌が関与した複数菌感染です。

　肺には酸素が多くありますが、壊死や膿瘍形成のために酸素供給が悪くなり嫌気性菌が優位になったり、閉塞によりドレナージ機能が低下するために、菌が繁殖しやすい条件が整い膿瘍化が促進します。そのため通常の肺炎に比べて重症化し、難治性のことがあります。

例1：クレブシエラによる肝膿瘍後に肺膿瘍を起こすと、喀痰グラム染色でもクレブシエラが多く見える。

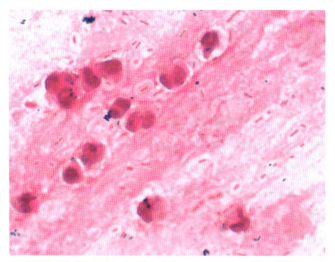

喀痰グラム染色に見られた *Klebsiella pneumoniae*（肺炎桿菌）

例2：誤嚥性肺炎に続発した肺膿瘍の場合は、喀痰グラム染色で嫌気性菌を含む多菌種が確認されることが多い。

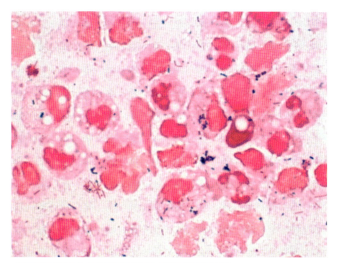

喀痰グラム染色の多菌種貪食像（嫌気性菌含む）

喀痰グラム染色の見方

例3：咽頭炎に続いて起こる肺膿瘍にはフソバクテリウムがあり、喀痰グラム染色でフソバクテリウムが確認される。

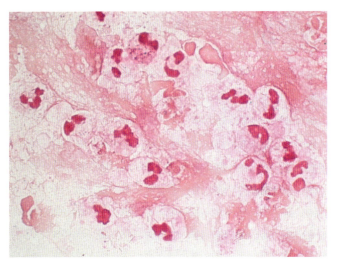

喀痰グラム染色に見られたフソバクテリウム

　肺膿瘍内には好中球とマクロファージが存在し、フィブリンと炎症性変化を起こした周囲組織を認めます。特に好中球は新旧のものが混在し、核が明瞭なもの（上記の例3）から不明瞭なもの（例1）まで見えます。

第1章 グラム染色による病態把握 ▶ 喀痰グラム染色の見方

肺炎と肺膿瘍をグラム染色で区別できるか？

　肺膿瘍が大きくなると壊死物質や滲出液が増大し、空洞がある場合は画像所見で内部に鏡面像（ニボー）が確認できます。肺膿瘍は肺炎よりも重篤な病態であるため、画像診断で判断できない場合でも喀痰グラム染色で区別ができれば、それはそれで良いことに違いありません。

　次のような場合は肺膿瘍の可能性があるので、当院では「肺膿瘍疑い」とコメントすることがあります。②③は and/or 条件です。

①フィブリンが多く見える（背景の赤みが強い）。
②嫌気性菌（特に GPC なら *Streptococcus anginosus* group を想起させる小さい不染性菌、GNR ならフソバクテリウムを想起させる紡錘状の染色性の悪い桿菌）が多数みられ、貪食像もある。
③複数菌の貪食が多く確認される。
④扁平上皮細胞がほとんど見当たらない。

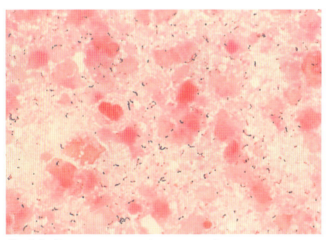

②の条件（*Streptococcus anginosus* group）

喀痰グラム染色の見方　11

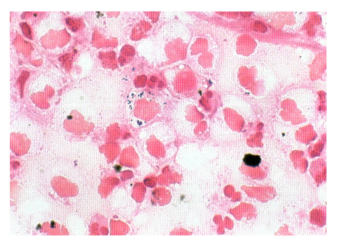

③の条件(複数菌の貪食あり)

　最終的には肺膿瘍の成因や画像所見にもとづいて診断することが前提ではありますが、異常陰影の原因として肺膿瘍が疑われる場合にはグラム染色も付加価値の高い情報です。

第1章　グラム染色による病態把握 ▶ 喀痰グラム染色の見方

急性肺炎のスメアで見えるもの

　肺炎の喀痰から得られる情報は何でしょうか？
　グラム染色では肺炎球菌、インフルエンザ菌、緑膿菌などのメジャーな菌を見ることができます。でも、菌は見えて当たり前でしょう。起炎菌の推定以外にもできることはないだろうか。そう思っていて、見えてきたことがあります。それは…

> 菌＋新鮮な好中球＋滲出したフィブリン＋たまに見える単球
> 　＝急激な炎症で、数日経っている

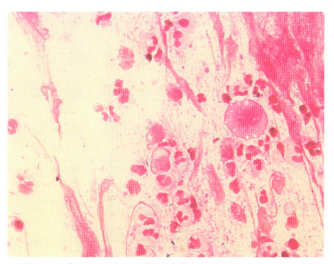

背景にフィブリン、たまに単球　×200

　スライド中央右に見える大きな細胞は組織球で、中央やや下は単球です。核の染まりが好中球と違うので、違う分化過程を経たものとわかります。また細胞質も赤味を帯びています。好酸球も赤く染まりますが、もっと赤いので区別できます。

喀痰グラム染色の見方　　13

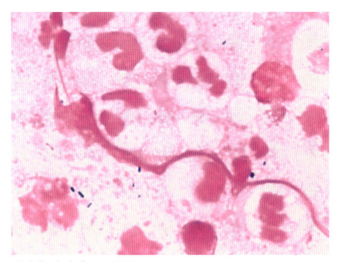
起炎菌と好中球　×1000

　このように起炎菌だけでなく、背景を意識して見ていくと、スライドを通して患者さんの病態と会話が可能です。
　私自身少しだけ病理の経験もあり、炎症について興味があったのも理由の1つですが、こういった複合した要素を総合的に見ることで、グラム染色像から役立つ情報を創り出していきたいというのがブログを始めた元々の経緯でもあります。

第1章　グラム染色による病態把握　▶ 喀痰グラム染色の見方

グラム染色は複数菌が同時にわかるメリットがある

　グラム染色のメリットは、早く、安く、簡単にできるほか、複数菌が一度にわかるということがあります。

　この症例は、喀痰グラム染色で複数菌が確認された例です。肺炎球菌と *Streptococcus anginosus* group（昔 *milleri* group と言っていたやつ）の2菌種が見られます。

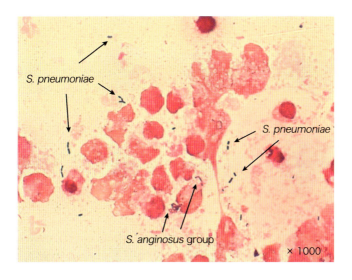

- *Streptococcus anginosus* group：大小不同で染色性の悪い連鎖球菌 ➡ 肺化膿症の原因菌として有名
- *Streptococcus pneumoniae*：双球菌。染色性は良く、莢膜が確認されるものがある ➡ 市中肺炎の代表的な原因菌

　こういう場合は、それぞれの菌の由来が異なることがあります。この像を見て考えた診断名は、「慢性の肺化膿症＋急性の市中肺炎」というものでした。

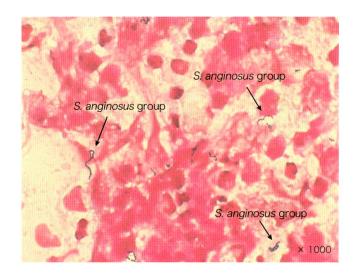

　肺炎で喀痰グラム染色を急ぐ例だったのですが、膿性痰の中には2つの菌種。これは病態が複雑そうだと思い、画像所見を確認したところ、やはり肺化膿症と思われる陰影と市中肺炎と思われる陰影が混在していました。

　結局、治療薬はそれほど大きく変わりませんが、肺化膿症が起きやすい病態があることに関しては、経過をみながら対応することになりました。

　胸部画像は複数の病変を一度に捉えることができますが、その中身（原因菌）までは判断できないことが多い。一方、グラム染色は病変が複数かどうかの判断はしにくいが、原因菌が複数いるかどうかは判断しやすい。胸部画像とグラム染色は、お互いに苦手としている内容をカバーしてくれる良い組み合わせです。

第1章　グラム染色による病態把握　▶ 喀痰グラム染色の見方

肺炎球菌って必ず見えるの？

　先日、新人さんにこういう質問を頂きました。「肺炎球菌性肺炎の場合、喀痰グラム染色ではすべて肺炎球菌が見えるのですか？」

　なかなか高度な質問ですね。私がお答えした内容は次のとおりです。

1. 良い痰が採れないと確認しにくい

　色々な研究者が報告しているが、喀痰の品質が悪い場合は見えない可能性が高くなる（感度が低くなる）。

　多核白血球が優勢に確認できた場合で、グラム陽性双球菌であれば肺炎球菌と推定可能である。つまり、肺炎球菌性肺炎の場合は病巣への好中球浸潤が強く、好中球が多く確認されることが多い。

　質の良い痰であれば70～90％確認できるが、質が悪い場合は50％以下となり、抗菌薬前投与がある場合は20％以下にもなり得る。

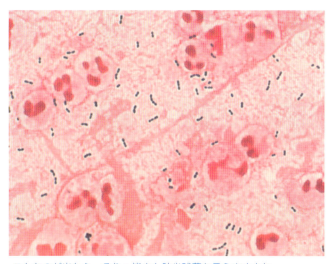

こんなのが出たら、そりゃ皆さん肺炎球菌と言えますよね

喀痰グラム染色の見方

2. グラム陽性双球菌がすべて肺炎球菌だとは言い切れない

口腔内にはグラム陽性の連鎖球菌が常在する。多くが viridans group *Streptococcus* だが、この菌種の特徴が楕円形。つまり、1つの菌体は肺炎球菌と類似しているという特徴がある。

意地悪な viridans group *Streptococcus* ではペア状のものが出現し、肺炎球菌と見間違えることが多々ある。そのため品質管理が悪い喀痰では、肺炎球菌かどうかは言い切れない。

3. 材料の品質が悪ければどうするか

原則、喀痰の採り直しをお願いする。外観上で白色だからとか、唾液様の色だからは通用しないことがある。できれば顕微鏡下で好中球がないか、明らかに肺炎球菌様の菌がいないか確認する。そのためには、喀痰は受け取ったらすぐにスメアを見る。

多くの場合、指示出しした医師は喀痰の性状など見ていないので、採り直しは看護師さんの努力なくして成り立たない。お願いするに当たり、採取時の苦労をねぎらう言葉を忘れずに、患者さんの立場になりコメントする。「きちんと採取しないと、肺炎の診断と治療に苦慮します」など。

4. 熟練すると心眼で見ることもある

とりあえず提出された材料で所見を返さないといけない場合もあるかもしれない。あ～ これじゃアカンな…と思ったら、「材料の質が悪すぎて判断がしにくい」「培養の結果を待ってほしい」など、結果の解釈が非常に困難なことを医師に理解してもらえるようなコメントを伝えることが大切です。

熟練してくると、材料が悪い場合でも肺炎球菌とわかることもあるが、それはまた別の世界です。

5. 見ないのはだめ、出さないのはもっとだめ

軽症ではない肺炎においては、グラム染色を見ないで初期治療薬を選択するのは極力避ける。coarse crackles があるのに、「痰が出ない」という患者さんの主張を尊重して痰を出さないのはもっとだめ。細菌性肺炎である限り、原因菌を特定して、それに見合った抗菌薬を処方するのは基本だと思う。痰が少量だから捨てました、などはもう愚の骨頂です。

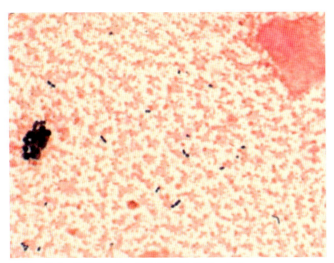

熟練の技は、莢膜がなくても肺炎球菌を推測できる

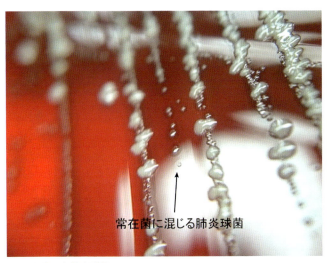

常在菌に混じる肺炎球菌

翌日発育した肺炎球菌

喀痰グラム染色の見方　19

第1章　グラム染色による病態把握 ▶ 喀痰グラム染色の見方

貪食像＝原因菌か？

　呼吸器感染症のグラム染色ほど評価が難しいものはない、と個人的には思っています。

　血液培養の場合、皮膚常在菌のコンタミネーションがないと仮定すれば、見えた菌がそのまま原因菌と考えられます（菌量が増えていることも理由になります）。膿では見えた菌が原因菌ですし、尿も見えた菌は菌量が多いことを示すので原因菌の可能性大となります。

　それに対し喀痰は、口腔内常在菌の汚染が必ず存在するため、グラム染色所見で常在菌なのか、原因菌なのか判断することが必要になります。

　喀痰の場合、見えた菌が常在菌なのかどうか判断できるものでしょうか？　菌の色が変わり「これ常在菌なんですよ！」って向こうから言ってくれると良いのですが、青と赤の2色刷りなのでそういうことは難しい。

　貪食像＝原因菌という解釈はどうでしょうか？

　血管外に遊走してきた好中球は、非自己のものはすべて食べてしまう習性があります。なので、貪食像＝原因菌という構図は成り立たないという考えもあります。

　一方で、好中球が多数見えている状況は、血管外に遊走してきた好中球が多くなっている、すなわち炎症像としてとらえることができます。炎症の場で貪食像が見られれば、少なくとも起炎菌の可能性は高まります。

　では、MRSAキャリアの人が痰の増量を認め、喀痰グラム染色で貪食像を認めた場合、即座に抗MRSA薬を投与するでしょうか？

　読者の方は、経験的にMRSA肺炎の発生はきわめて少ないと認識されている方がほとんどだと思います。JANISの値は30%超えという驚異的な数値になっていますが、これは定義の違いによるものです。JANISの判定基準には貪食像が入っています。

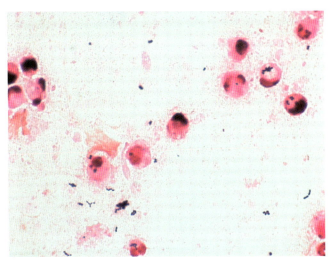

MRSAキャリアの喀痰に見られた貪食像　×1000

　当院でも MRSA 肺炎ではないかと考えられる（他に原因が見あたらない）症例がありますが、5％にも満たない数値であります。当院がキレイなのかという話ではなく、肺炎の定義が JANIS とは全く違うために発生数が異なる結果になっています。
　MRSA 貪食像があっても、自然軽快する人もチラホラ見かけます。なので、当院では MRSA 肺炎の診断に関しては、喀痰グラム染色で貪食があるかどうかは問わないようにしています。上の症例は結局、抗 MRSA 薬の投与はせず、貪食像はありますがキャリアと判断される症例でした。

　しかし、うかうかしていると壊死性肺炎の症例に出くわすことがあります。抗 MRSA 薬投与に加えて、CA-MRSA なのか HA-MRSA なのか、Panton-Valentine ロイコシジン（PVL）はあるのか、TSST-1 や表皮剥離毒素（ET）は産生しているのか、といった病原性の強弱について考察し、以後の診療に役立てています。

　当たり前のことですが、貪食像を見ることよりも、その喀痰がしっかりと採取され、下気道感染を反映しているものかどうかを確認することが先決ではないでしょうか。

喀痰グラム染色の見方

第1章　グラム染色による病態把握　▶ 喀痰グラム染色の見方

フィブリンか粘液か？

　喀痰のグラム染色を見るとき、よく目に入ってくるのが、たんぱく質と思われる赤色の集塊。

　呼吸器病学の教科書には「炎症とともにフィブリン塊が形成されて…」と書かれており、これがフィブリンかどうか？ と悩んでいました。

　病理の先生にお話をうかがったところ、フィブリンよりは粘液成分の方が多いとのこと。異物を排出しようと粘液細胞が刺激されて分泌が亢進し、喀痰として排泄されるようです。黄色いのはほとんど白血球のようで、なるほどと思いました。

　でも、フィブリンも出てきます。粘膜障害があり、毛細血管周囲へ炎症が広がるような肺胞性肺炎の場合は、フィブリンも混入するようです。特に肺炎球菌のような病原性の強い菌ではよく見られるということなのかもしれません。

　なので、赤く見えているのは粘液かフィブリンか判断は難しいのですが、私は個人的にこんな見方をしています。

- 赤色が鮮明なのはフィブリンで、大きな集塊を形成している
- 赤色が薄いものは粘液で、小さな集塊が多く、線状になる

　医学的には証明できていませんが、肺炎像との一致・不一致はデータを取っています。

この症例は肺炎球菌性肺炎ですが、菌を見なくても何となく疑いを持って見れるようになりました。

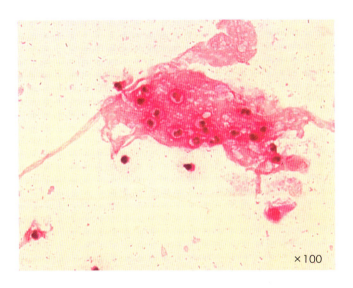

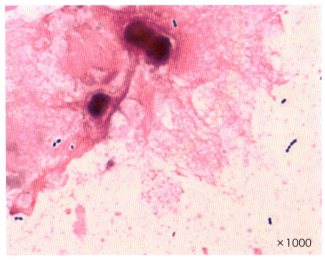

喀痰グラム染色の見方

第1章　グラム染色による病態把握 ▶ 喀痰グラム染色の見方

ピュアじゃない検体に出会ったら

　70代男性。主訴は呼吸苦。在宅で基礎疾患は糖尿病だけです。胸部X線では、左は気管支に沿った浸潤影があり、CPアングルは見えず。右は下葉にベターッとした末梢陰影が1つのみ。

　喀痰を採取したので見てください、との依頼です。あなたなら何と答えますか？（だいたい下記の3つがわかればOKです）

　①喀痰から得られる所見より、どんな病態が考えられるか？
　②起炎菌がわかる場合は、何が想定されるか？
　③他の検査所見で有用なものがあれば、何を参考にすべきか？

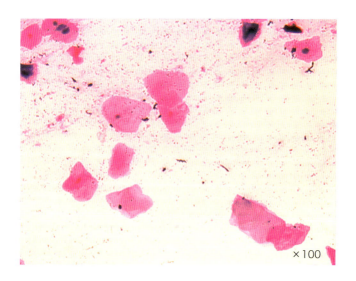

×100

　一見してピュアなスメアではないですね。
　まず注目したいのが扁平上皮細胞の多さ。上気道の上皮が剥離し、コンタミネーションしたものかどうか考える必要があります。口腔内の扁平上皮が見える場合は上皮に細菌が引っ付いた像として確認されることが多いので、この上皮は下気道から排泄された可能性が高いと考えます。

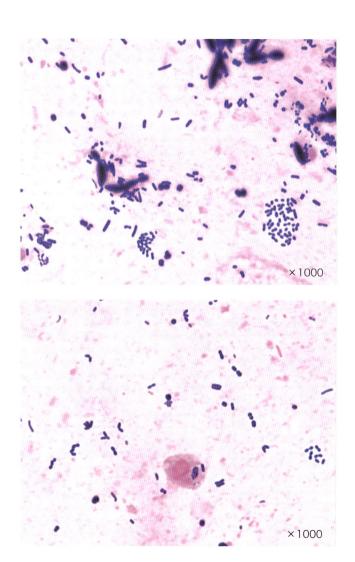

　次に、少ない白血球を見て、貪食がないかどうか確認します。
　グラム陽性桿菌の貪食が少ないですが見られます。下気道感染を起こす代表的なグラム陽性桿菌は何でしょうか？　この質問に答えはないわけで、つまり何かわからないことになります。
　口腔内にはコリネバクテリウムを含めて常在しているグラム陽性桿菌が多くあります。これが誤嚥により落ち込み、誤嚥性肺炎に関与している可能性が出てきます。もちろん、逆流性誤嚥も可能性として残るので、その

辺は患者の状況から判断するしかありません。細菌検査室ではそのような患者情報がないと判断できない場合が多くありますので、情報の共有が重要になります。

また、菌交代の可能性もあるので、抗菌薬の投与歴も聞き取る必要があります。この症例では肺炎球菌と思われる菌や連鎖球菌（β-ラクタムに感受性が高い）が多く認められ、菌交代の可能性は低いですが。

つまり、この喀痰所見から言えることは…

- 喀痰は適切な条件で採取されたと考えられる。口腔内の通過菌の可能性は低く、見たままの所見でとらえてよい。
- 肺炎球菌と思われる菌が見える。誤嚥性肺炎に混じって肺炎球菌性肺炎の可能性がある。
- 当然、真の起炎菌が何か知りたいが、多菌種が混じり、肺炎球菌を含めて分離できない可能性がある。
- 肺炎球菌感染症を肯定するため、尿中抗原や喀痰中のC-ペプチド抗原を調べる。尿中抗原を調べる場合は、偽陽性や偽陰性となる患者背景がないかどうかのチェックは必ず行う。

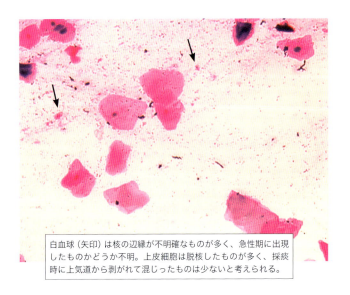

白血球（矢印）は核の辺縁が不明確なものが多く、急性期に出現したものかどうか不明。上皮細胞は脱核したものが多く、採痰時に上気道から剥がれて混じったものは少ないと考えられる。

- 胸部X線では写りにくい膿瘍や胸水の存在を検索する必要がある。また、血液培養は欠かすことができない。
- わかりにくい場合は吸引（できれば気管支鏡下吸引）を行い、起炎菌の確定を行う。

　以上より私が出した答えは、「誤嚥性肺炎に加えて肺炎球菌性肺炎が疑われる所見」です。

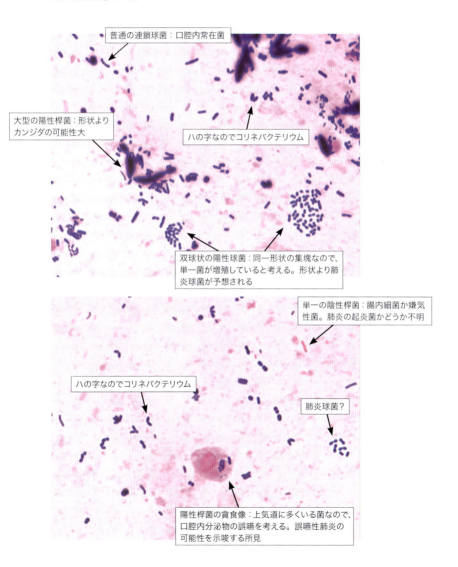

喀痰グラム染色の見方

第1章 グラム染色による病態把握 ▶ 喀痰グラム染色の見方

複数菌感染なのか？

　一般的に喀痰グラム染色で確認できる市中肺炎の起炎菌で最も重要なのは肺炎球菌です。もちろん、インフルエンザ菌であったり、モラクセラであったり、他の菌が見える場合もあります。

　成人市中肺炎のガイドラインでも、分離菌の頻度は肺炎球菌が最も多く、後述した菌がそれに続きます。

　では、このようなスメアを見た場合は、どう報告するのが良いでしょうか？

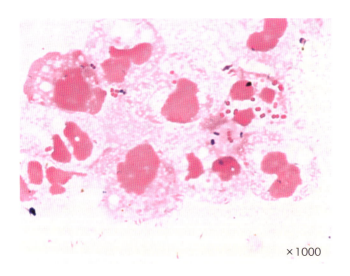

×1000

　このスメアで多く目立つのはモラクセラ・カタラーリスですが、周囲に散在した肺炎球菌らしき莢膜形成の双球菌が気になります。

　この視野だけでは判断しにくい場合は、複数の視野を確認しましょう。その結果、やはり複数菌感染だと思った場合は、想定される起炎菌の情報は報告するのが良いと考えます。特に肺炎球菌やインフルエンザ菌の場合は発育要求が厳しく、グラム染色で見えても培養で発育しない場合もある

からです。

　ただし、誤嚥性肺炎と思われる複数菌の貪食像が多く確認される場合は難しくなります。

　成人市中肺炎の場合は、起炎菌となる可能性がある菌が想定されればコメントとして残すか、急ぐ場合はそのまま報告するのが良いでしょう。細菌検査室としては、翌日の培養結果を確認する上で必要になりますしね。

第1章 グラム染色による病態把握 ▶ 市中肺炎

市中肺炎の起炎菌を推定する

　70代男性。喫煙歴1日20本×45年。市中肺炎で入院されました。胸部X線で両肺にしっかりとした影がありました。喀痰グラム染色はこんな感じです。

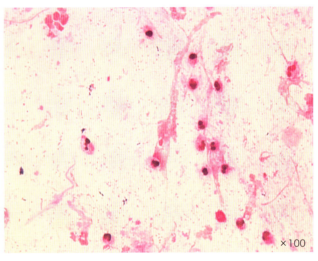

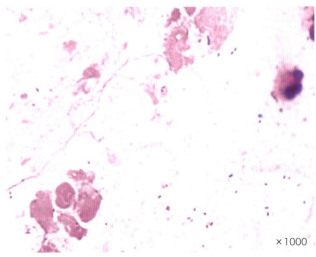

主治医からは、「市中肺炎を疑って SBT/ABPC を 6g/ 分 4/ 日で開始しましたが、グラム染色の結果で検討したいのですが…」と言われました。さて、どのようなコメントを返しますか？

まずは起炎菌ですが、小型のグラム陰性桿菌はインフルエンザ菌と推定されます。

次に抗菌薬は妥当でしょうか？　インフルエンザ菌の場合の治療を薬剤感受性などの側面から見ていくと…

①インフルエンザ菌の ABPC ブレイクポイント
　　1μg/mL 以下なら感受性、4μg/mL 以上なら耐性
②インフルエンザ菌の PK/PD ブレイクポイント
　　類縁の抗菌薬 CVA/AMPC で、500mg を 1 日 3 回服用で 2μg/mL になります (*Current Opinion in Infectious Dis* 2001)。time above MIC；TAM >30% で算出した値です。
③ SBT/ABPC で TAM >30% となる MIC 分布は
　　1.5g 1 日 2 回＝2μg/mL まで
　　1.5g 1 日 4 回＝8μg/mL まで
　　3.0g 1 日 2 回＝4μg/mL まで
④本邦のインフルエンザ菌検出の 6〜8 割は BLNAR（2008 年臨床微生物学会アナライザーワークショップ資料）

①の感受性結果は BLNAR が多い本邦においては問題が多いこと、経口では圧倒的に投与量が少ないことがわかります。

肺炎球菌で 2μg/mL 以上になる菌はほとんどないが、インフルエンザ菌の場合は BLNAR のほとんどがそれにあたります。

したがって、BLNAR に対し SBT/ABPC を有効活用するには、1.5g 1 日 4 回のスケジュールでないとカバーし切れないかもしれないという予測が立ちます。3g 1 日 2 回では効果が弱くなる可能性があります。

市中肺炎　31

第1章 グラム染色による病態把握 ▶ 市中肺炎

生えない敵と戦う

　急性心筋梗塞に肺炎を合併しているらしい、との相談を受けました。今は SBT/ABPC を使用しているが、変更するとすれば抗菌薬は何にしよう、というのが本題のようです。

　患者さんは入院 2 日目に呼吸機能が悪化。胸部 X 線で右下肺野に浸潤影があり、吸引痰を見ることにしたそうです。

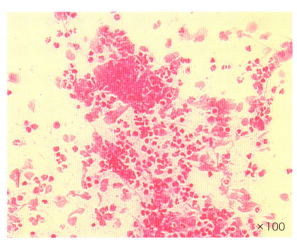

×100

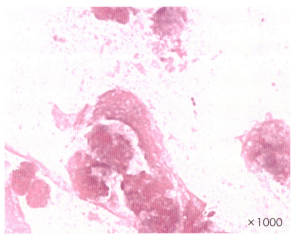

×1000

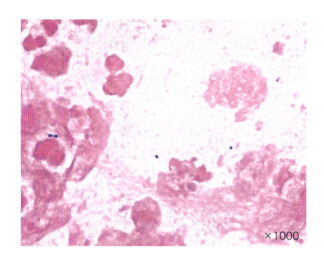
×1000

　スメアを見ると、フィブリン塊と思われる大きな赤色の粘性物質が目立ち、活発な好中球が散在しています。大葉性肺炎でよく見る像だと思い、肺炎球菌とマクロファージを探します。
　ようやく肺炎球菌らしいグラム陽性の双球菌を見つけましたが、少し悩ましい。同時に検査した尿中抗原が陰性だからです。

　市中肺炎、特に肺炎球菌性肺炎に多く見られる背景とよく似たグラム染色所見で、肺炎球菌と推定される菌が見えていること。臨床像も矛盾しないこと。尿中抗原は100％ではないこと。等々の説得材料を考え、「発症が入院後間もないことから、市中肺炎の可能性が高い」と報告しました。
　バイタルは安定し経過観察中とのことで、長い相談の後、ABPC量の調節のみで対応することになりました。

　翌日、培養の結果を見ると、案の定、陰性です。見えない敵、いや、生えない敵と戦うためにもグラム染色は有用性が高いアイテムと言えます。

第1章　グラム染色による病態把握 ▶ 市中肺炎

注射薬か経口薬か — 感受性成績の解釈について

　COPDで外来フォロー中の患者さんが、肺炎を起こして入院しました。市中肺炎との診断で、緑膿菌のリスクもないのでSBT/ABPCの点滴で治療を開始。喀痰グラム染色ではこんな像が見られました。

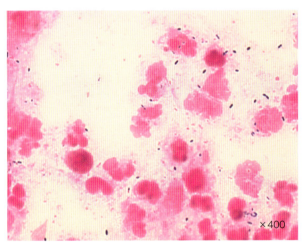

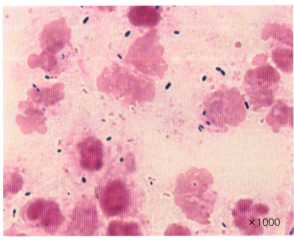

5日ほどで軽快し退院となりました。退院時に SBTPC（SBT/ABPC の経口プロドラッグ）を処方されたのですが、しばらくすると呼吸器症状が悪化してきたと言って再び受診されました。

　抗菌薬の適応を考える前に、まずは起炎菌の推定から。グラム陽性双球菌は肺炎球菌ですね。これは皆さん予測できたと思います。

　問題はグラム陰性短桿菌です。インフルエンザ菌を思わせるような染色態度で、ハローを伴っています。一瞬、Hib かと身構えてしまいますが、Hib が成人の呼吸器材料から検出されることは少ないと思います。
　じゃあ、ハローを伴う菌は何でしょうか？　莢膜がみられるグラム陰性桿菌といえば肺炎桿菌です。
　こういった複数菌感染を直接見ることができるのがグラム染色の強みですね。

　で、上記の起炎菌であれば SBT/ABPC で問題なく対応できるはずです。ただ、SBT/ABPC（静注）では軽快するのに、同じ構造式を持った SBTPC（経口）では再燃するのはなぜでしょうか？
　SBTPC 錠と SBT/ABPC 注では、ABPC の含量が全く違います。例えば SBT/ABPC 注 3.0ｇ×2 回は ABPC として 4ｇ ですが、SBT/ABPC 錠 3 錠・分 3 では 0.75ｇ になります。
　この場合、感受性成績はすべて SBT/ABPC で表記されるというのがアヤになっています。よく知らないと、「この薬効かないやん！」ということになってしまいます。

市中肺炎　35

第1章　グラム染色による病態把握 ▶ 市中肺炎

インフルエンザ罹患後の細菌性肺炎

インフルエンザ流行期には、こんな依頼をよく受けます。

「○日前にインフルエンザと診断され、呼吸状態が悪くなって胸部 X 線を撮影したところ肺炎のようなのですが、喀痰が出そうなので一応見てくれますか？」

この場合は、「インフルエンザ罹患後」というキーワードをもらっていますので、最初に見つけようと思う菌は、
①黄色ブドウ球菌（MRSA も含む）
②肺炎球菌
③インフルエンザ菌
の 3 つになります。患者背景に合わせて他の菌も出てきますが、おさえておく菌はこの 3 つでしょう。

先日、SLE 外来治療中の 30 代女性が、肺炎で来院されました。プレドニゾロンとシクロスポリンを内服中で、2 日前にインフルエンザ様症状が出て、近医で迅速陰性となり、自宅療養中だったとのこと。抗インフルエンザ薬を内服中のようです。
念のためインフルエンザ迅速検査をしたら陽性 *!!*　続けて喀痰が届いたので、菌を調べようとグラム染色を見たところ右のようでした。
そうです、一面の肺炎球菌 *!!*　背筋がゾッとしました。

すぐに主治医に電話。「間違いなく肺炎球菌です。黄色ブドウ球菌はグラム染色では確認できません」と伝え、血液培養を採取して SBT/ABPC（ABPC でも良いか？）を使い数日様子を見ることにしました。
「血液培養陽性ならすぐに連絡します。髄膜炎はなさそうですよね？」と念を押して、電話を切りました。髄膜炎はないようです。

もし黄色ブドウ球菌が多数なら、特にこのように医療行為が多く入っている方の場合、MRSA のリスクは上がります。
　ただでさえ、インフルエンザのハイリスク者なのに…と心配しましたが、無事退院されました。良かったなあと思う瞬間です。

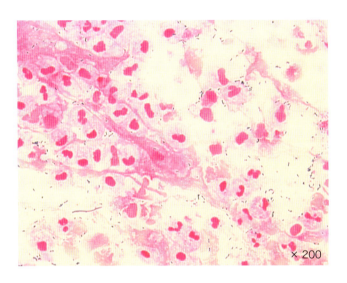

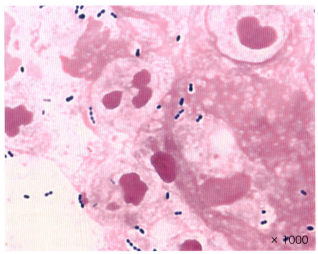

市中肺炎　　37

第1章　グラム染色による病態把握 ▶ 院内肺炎

院内肺炎の見方は難しいか？

　喀痰グラム染色を見るときに、市中肺炎と院内肺炎では見方・考え方が少し違います。

　院内肺炎は市中肺炎と違い、
　①原因菌がグラム陰性桿菌が主流。
　②抗菌薬がすでに投与されている。
　③ステロイドや気管支拡張薬など、市中肺炎では使われない薬剤も投与されている。
　④耐性菌が多い。

　市中肺炎は起炎菌の推定が比較的易しい（といっても肺炎球菌とインフルエンザ菌がほとんど）ことが多いですが、院内肺炎は何が出てくるかわかりません。パンドラの箱のようです。

　検出頻度の高い菌を中心に考えていきますが、手術歴や入院期間といった患者背景も推定材料として必要です。特に緑膿菌の推定には、これらの情報が欠かせません。

　この症例は、悪性腫瘍の術後に発生した院内肺炎です。

　グラム染色では白血球が多くみられ、しかも核が明瞭です。まさに今、炎症反応が起こっているというサインです。すぐに主治医に連絡し、肺炎の治療を開始することになりました。

　MRSA のキャリアということもあり、肺炎桿菌＋緑膿菌も疑い CAZ ＋ VCM にて開始しました。案の定、培養では肺炎桿菌（非 ESBL）と緑膿菌（CAZ 感受性、PIPC 耐性）、MRSA が出てきました。

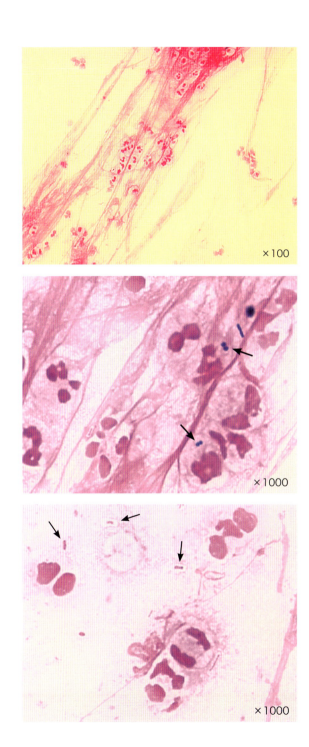

院内肺炎

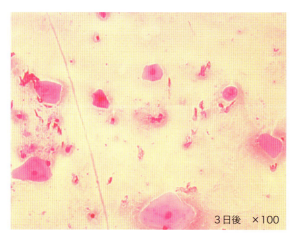

3日後　×100

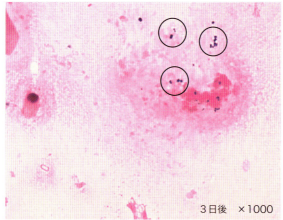

3日後　×1000

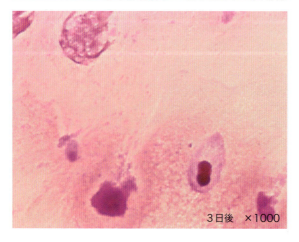

3日後　×1000

40　第1章　グラム染色による病態把握

治療開始時に「先生、3日後にグラム染色で経過を確認してみましょう」と提案しておきました。

　3日後に再検査したスメアがこれです。
　炎症反応は沈静化傾向なのか、核が明瞭な白血球は減り、やや崩壊した像も見えます。菌は激減して、たまに見える陽性球菌は塊をなしています（口腔内の常在菌でしょうか？）。肺炎桿菌やMRSAと推測された菌は全滅しました。熱も下がってきたとのことで、経過良好と考えられます。

　院内肺炎のグラム染色はこのように抗菌薬の効果を評価するのに用いると案外使えます。培養検査も同じ評価法ですが、グラム染色の方が1日早くわかります。

第1章 グラム染色による病態把握 ▶ 院内肺炎

人工呼吸器関連肺炎
その① VAP に遭遇しても困らない

　冬になると、心疾患や呼吸不全を伴った重症患者の相談を受ける機会が増えます。入院時は意識清明だったのに、急に悪化して、数時間後には挿管なんてことも多くなります。

　そこで気になるのが VAP です。挿管時はカフでトラップされていても、抜管時に痰が落ち込み、無気肺に合併した肺炎が起こることがあります。検査室では挿管しているかどうかの判断は難しいので、単に吸引痰と言われたときは、ICT ラウンドなどで積極的に確認しましょう。

　起炎菌としては緑膿菌や MRSA が代表的ですが、アシネトバクターや S. maltophilia も考えないといけません。ESBL の検出頻度も増加してきました。耐性菌を含め、グラム陰性桿菌の同定を急ぐ機会も増えます。

　この症例は心筋梗塞で入院後に挿管した患者です。1 週間経ち、発熱と炎症マーカー上昇があり、胸部 X 線で肺炎を疑う所見がみられました。すぐに痰を採取してグラム染色しました。

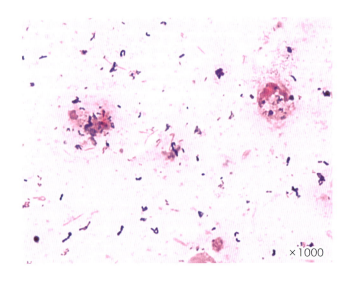

×1000

口腔内の常在菌に混じって、非発酵菌と思われる菌の増多を認めます。

抗菌薬の選択肢として、CFPM、CAZ＋CLDM、IPM/CS、CPFX＋CLDM をあげ、それぞれのスペクトル、病棟での検出率と感受性率を含めて説明しました。結局、CFPM で開始することになり、不安なので翌日の採痰で効果を確認することにしました。

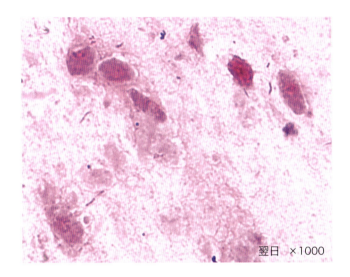

翌日 ×1000

こちらが翌日提出してもらった吸引痰のグラム染色です。

前日の検体ではα連鎖球菌、コリネバクテリウム、エンテロバクター／クレブシエラ、緑膿菌の４つが検出されました。正式な同定はまだですが、一次性状も確認しているのでほぼ正解でしょう。

問題は、緑膿菌とエンテロバクターです。治療で選択された CFPM が耐性だとどうしましょうか？　それはグラム染色が解決してくれます。グラム陰性桿菌が残っており、耐性菌と考えられます。

この病棟ではメタロや ESBL は検出されていません。感受性率を見直して AMK 追加か、カルバペネムへの変更を考えます。患者の容態が安定しているので、順序立てて AMK 追加を検討することにしました。

翌日出た感受性を含めた結果は、*Enterobacter cloacae* ampC 過剰産生株（CAZ 耐性、CFPM・AMK 感受性）と緑膿菌（耐性なし）でした。

このように、院内肺炎でもグラム染色は経過観察に使えることがわかりました。

第1章　グラム染色による病態把握　▶ 院内肺炎

人工呼吸器関連肺炎
その② *Stenotrophomonas maltophilia*

　人工呼吸器を装着した患者さんで、肺炎を起こすことが多い菌の代表が
これです。

　グラム陰性の短桿菌で、腸内細菌にしては色が少し薄い気がしますし、
大腸菌にしては短いような…。

　まずは、非発酵菌と考えられるスメアではないでしょうか？　インフル
エンザ菌もこのような形状を示しますが、挿管後に発生した肺炎でインフ
ルエンザ菌はどうかと思いますので、除外します。

　非発酵菌で、インフルエンザ菌に類似している菌で、人工呼吸器に関連
したものと言えば、アシネトバクターが思い浮かびます。*S. maltophilia*
も同じように見える場合が多いです。

　アシネトバクターはカルバペネム耐性菌の報告が増えていますし、
S. maltophilia はカルバペネムが自然耐性です。このようなスメアを見た
ら、カルバペネムは選択しにくいでしょう。

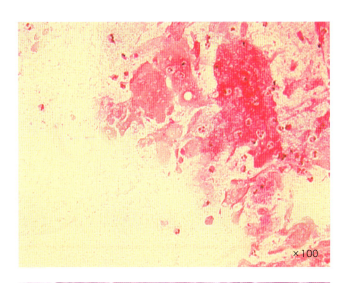

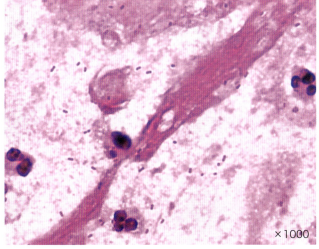

院内肺炎

第1章　グラム染色による病態把握　▶ 院内肺炎

人工呼吸器関連肺炎
その③ ブドウ球菌の貪食像

　人工呼吸器関連肺炎で最も問題になるのは、緑膿菌を代表としたブドウ糖非発酵菌でしょう。でも、この菌も多いですよね？　非発酵菌と異なり、挿管後比較的早期に発症することが多いと言われています。

　グラム陽性の球菌は、黄色ブドウ球菌を疑います。この場合、感染か保菌かが重要ですが、貪食されているので感染の可能性が高まります。

　菌がわかれば、あとは耐性菌かどうかの判定です。
　重症の場合は、MRSA か MSSA か判別していくのは危険な行為になりますので、感受性の結果を待つ間に VCM で治療を開始することはあると思います。ただし、MRSA が出現しやすい要素があるかどうかの考察は必要でしょう。

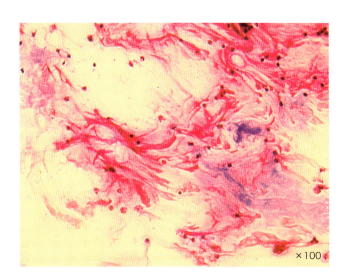

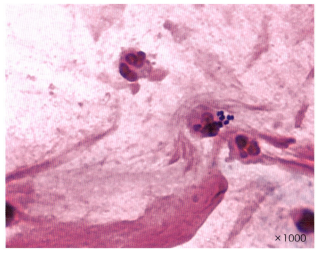

院内肺炎

第1章　グラム染色による病態把握 ▶ 院内肺炎

人工呼吸器関連肺炎
その④ 酵母は美味なのか？

　人工呼吸器関連肺炎で治療に難渋するのが、MRSAと緑膿菌ではないでしょうか？　突然の呼吸困難からARDSを発症し、起炎菌もわからないまま抗菌薬やステロイド投与を開始せざるを得ないこともあります。
　こういうケースでは、いったんは寛解に向かうかと思われた頃に呼吸状態が悪くなり、スメアを見ることが多いと思います。

　こんなスメアを見たときは、どういう報告をしますか？　意外に珍しいスメアなので悩みますかね？

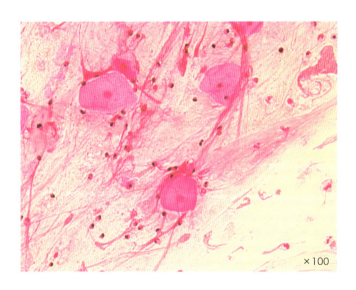

×100

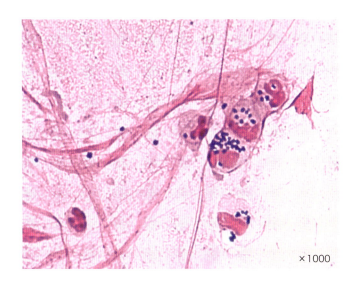

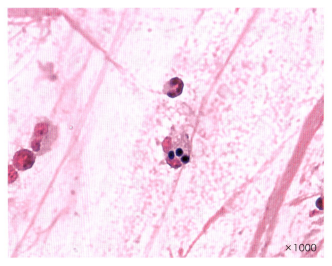

　好中球に貪食された酵母状真菌に注目です。真菌が VAP の原因となることは稀ですが、病理診断で肺炎が証明されれば抗真菌薬の投与が必要かも知れません。もちろん患者が重症かどうかにもよります。

第1章 グラム染色による病態把握 ▶ 誤嚥性肺炎

誤嚥性肺炎診断のためのグラム染色

　誤嚥性肺炎は臨床的に誤嚥を確認することで診断され、下記の病態がある場合はその可能性が示唆されます。

- 嚥下機能障害があり、微量誤嚥のリスクを伴う病態（ミクロの誤嚥）
- 胃液や唾液の大量誤嚥、異物誤飲があるもの（マクロの誤嚥）

　検査は画像診断や嚥下機能検査による評価が中心です。検査室では下記の内容について評価をすることになります。

- 塗抹検査：グラム染色で多数の口腔内細菌が認められ、扁平上皮も認められる。
- 培養検査：嫌気性菌の分離が多いが、気道の定着菌が多量に出てくるために培養結果がそのまま評価対象にはならない。

　グラム染色はこのような像になります。

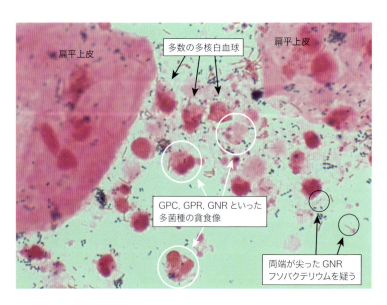

今回、誤嚥性肺炎診断におけるグラム染色の意義を検証してみました。

対象は、喀痰グラム染色で「誤嚥性肺炎の可能性あり」と報告し、誤嚥性肺炎と最終診断された 60 例です。

「誤嚥性肺炎の可能性あり」とは、膿性部分を有する喀痰が提出され、グラム染色で口腔内常在菌を含む多菌種が確認された症例です。多量の唾液汚染が考えられる場合は、生食で洗浄して塗抹を作成しました。

結果は次の通りです。

① Geckler 分類で grade 4 以上　⇒ 感度 46.7%、特異度 77.1%
② 2 菌種以上の貪食像を確認　　 ⇒ 感度 56.7%、特異度 51.4%
③ Miller & Jones 分類で P2　　⇒ 感度 68.0%、特異度 37.0%
④ 上記 3 要素を同時に満たす場合 ⇒ 感度 37.9%、特異度 78.6%

結果的に誤嚥性肺炎の場合は喀痰中に扁平上皮が混じっていることが多く、複数菌（特に嫌気性菌）の貪食が多く確認されましたが、その的中率はあまり高くないものになりました。

一方で、「誤嚥性肺炎の可能性あり」との報告をすることで、培養結果に反映させて考えることができること、また口腔ケアや嚥下リハビリ、薬物療法、体位変換など嚥下機能障害への介入を早期に開始できることが確認され、臨床的意義はあるのではないかという結論に至りました。

第1章 グラム染色による病態把握 ▶ 誤嚥性肺炎

唾液誤嚥を疑う症例

　膿性の非常に強い吸引痰なのに、扁平上皮細胞がたくさん見える。つまり、唾液誤嚥を疑う症例に出くわします。

　こんなとき、「誤嚥性肺炎の可能性あり」とコメントを返せば、担当医の手助けになること間違いなしです。

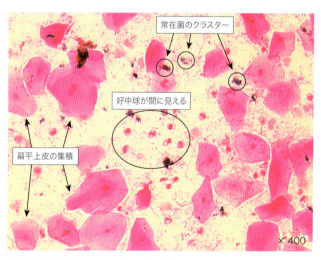

×400

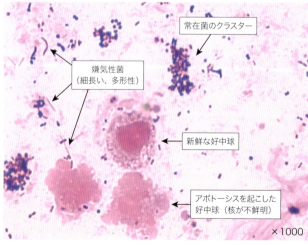

×1000

第1章　グラム染色による病態把握　▶ 誤嚥性肺炎

NHCAPの一例

　NHCAPの一例を紹介します。
　患者は肺炎が重症化し、呼吸状態が悪くなっています。すぐに適切な抗菌薬を選択して治療を開始したいところですが、グラム染色から起炎菌を絞ることが可能でしょうか？

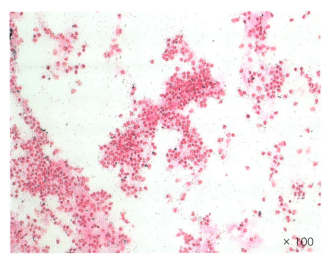

×100

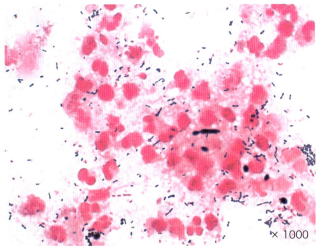

×1000

誤嚥性肺炎　53

グラム染色像の解釈は以下のとおりです。

- 多核白血球が優位に出現し、扁平上皮細胞は少ない。
- グラム陽性菌から陰性菌まで多彩であり、それぞれの貪食像がある。
- 確認できる菌のうちグラム陰性桿菌の菌量が多い。グラム陰性桿菌は大型でクレブシエラ、グラム陰性球桿菌はアシネトバクターを違う。

　上記より、誤嚥がベースにあると想定されます。抗菌薬の選択は、グラム陰性桿菌を十分カバーし、アシネトバクター属もカバーするものが良いと考えられます。必要であれば嫌気性菌のカバーも検討します。

　グラム染色を見ると少しは起炎菌を絞ることができ、それに応じた抗菌薬の選択を検討する機会が持てます。胸部Ｘ線像では起炎菌は絞れません。肺炎で喀痰が出る場合は積極的にグラム染色をしましょう。

第1章　グラム染色による病態把握　▶ 誤嚥性肺炎

Polymicrobial pattern

　Polymicrobial pattern（複数菌パターン）とは、要は「色々な菌が見える」という意味です。喀痰でよく見るのは、口腔内常在菌と思われる菌が多数確認されるケースでしょう。この場合は誤嚥を示唆し、特に貪食があれば確実と言えます。発生リスクとしては嚥下障害や歯科の不衛生などがありますが、塗抹ではほとんどの症例で同じような像が見えます。

　誤嚥だけならまだしも、肺化膿症まで発展している場合もありますので、報告書に「誤嚥の像が見えます」などと付記してあげると良いです。担当医も『そうかな～？』って思っている場合が結構ありますので、手助けしたいものです。

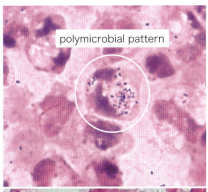

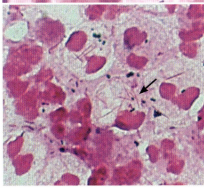

細長い多形性の陰性桿菌 ⇒ 嫌気性菌 ⇒ 形状から
Bacteroides, Fusobacterium, Prevotella など

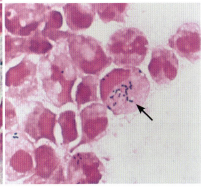

色がしっかりしていない小型の球菌 ⇒ 嫌気性陽性球菌 ⇒ *Peptostreptococcus* など

誤嚥性肺炎　55

第1章 グラム染色による病態把握 ▶ 誤嚥性肺炎

唾液と逆流の違い

　唾液誤嚥と胃逆流物の誤嚥の違いです。えっ！？　違いがわかるの？　と思われるでしょうが、ちゃんと見ればわかります。
①扁平上皮は見えるが、唾液で見られるような明確なものはない。
②上皮に胆汁酸らしき付着がある。
③polymicrobial pattern は見られず、グラム陰性菌が多く見える。
　唾液誤嚥（52ページ）と見比べてください。違いがわかりますか？

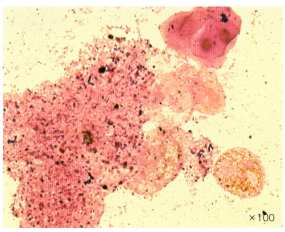

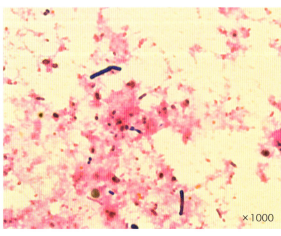

第1章　グラム染色による病態把握 ▶ 膿胸

膿胸

年に数回、このような胸水を見かけます。そう、膿胸です。

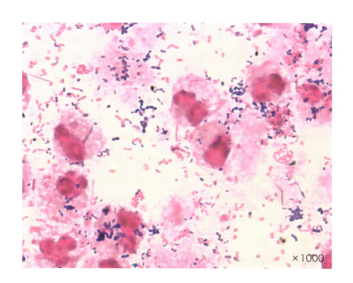

×1000

　これは入院時の検体で、典型的な polymicrobial pattern を示しています。このようなスメアを見たときは、すべての菌についてコメントする必要はなく、「多菌種の検出と貪食像あり」と報告するようにしています。

　では、抗菌薬は何を選択すべきでしょうか？
　膿胸に関する文献を読み漁ると、β-ラクタマーゼ阻害剤配合ペニシリンの使用が多く書かれています。一方、サンフォードガイドは CTRX です。違いはというと、肺炎桿菌の存在です。確かに、肺炎桿菌の膿胸は多く経験します。
　膿胸は、糖尿病やアルコール多飲者など背景因子に左右されるところもあり、しっかりとした情報共有がポイントになります。この患者さんは基礎疾患に糖尿病がありました。
　検体のにおいも重要な情報の1つです。*Micromonas* や *Finegoldia* はくさいですからね。

膿胸　57

排膿、手術、抗菌薬などの治療を経て、入院 21 日目に提出された検体のスメアがこれです。

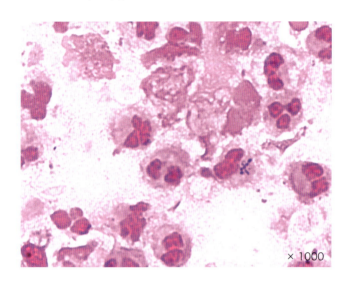

　糖尿病のコントロール不良もあり、呼吸状態が悪いのと、微熱が継続しているのが主治医は気になるらしく、ICT ラウンドでも検討されましたが、スメアはこんなんです。培養をすれば初回と同じ結果になるでしょうが、スメアは裏切りません。
　主治医の不安を一掃するために、スメアを見てもらいました。『菌が減っている!!』と安心したようです。抗菌薬が奏効している様子をスメアで直接見ることで、治療が間違っていないことを確認できました。

　微生物検査室はこのような事実を検証している場所です。興味ある方は是非ご訪問ください。

第1章 グラム染色による病態把握 ▶ 膿胸

膿胸の治療経過をグラム染色で追ってみると

同じ症例の治療経過を1枚のスライドにまとめてみました。

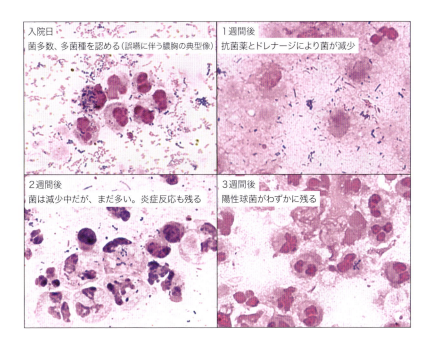

入院日
菌多数、多菌種を認める（誤嚥に伴う膿胸の典型像）

1週間後
抗菌薬とドレナージにより菌が減少

2週間後
菌は減少中だが、まだ多い。炎症反応も残る

3週間後
陽性球菌がわずかに残る

　臨床経過は決して芳しくないのですが、グラム染色では明らかな改善が認められます。培養でも発育する菌量が少なくなっていき、途中で培養陰性が続きます。でも、グラム染色では菌が見え、抗菌薬中止のタイミングを考える上で有意義な情報を含んでいます。

　こういった情報を伝えるには、ただ単に「グラム○性菌（1＋）」などといった書き方では伝わりません。ICTラウンドでも、菌は減っているなどという断片的な情報の伝聞に流されてしまうこともあります。

　グラム染色が威力を発揮するのは、やはり視覚です。ここまですると、ウザいでしょうか？　当院では喜ばれました。

第1章 グラム染色による病態把握 ▶ 膿胸

膿胸なのに菌が見えない

　胸部X線では肺炎像があり、穿刺した胸水は濁りきっていて、まさに膿胸。でも、スメアで菌が見えない。どうしよう？

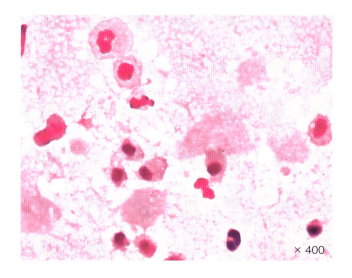

×400

　このスメアは肺炎球菌性肺炎で得られた胸水です。菌は見えません。試しに遠心の上澄みを尿中抗原のキットにかけましたが、陰性でした。胸水内には肺炎球菌はいないようです。文献によれば、胸水で菌が検出されるのは25％ほどだそうです（感染症診療スタンダードマニュアルによる）。

①誤嚥性肺炎の悪化 ⇒ 肺化膿症 ⇒ 膿胸の経過では口腔内の菌が多く見られる
②肺炎桿菌の膿胸は菌がよく見える（菌の病原性の問題？）

　膿胸と言っても色々ですが、必ず初期に喀痰培養との整合性を見ることが肝要ではないでしょうか？　「菌は見えません」というより、「好中球が多数ですが菌が確認できません」と報告する方が親切だと思います。

喀痰のスメアを見たところ、こんなんでした。

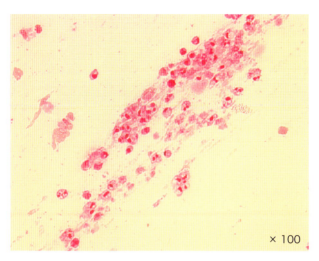

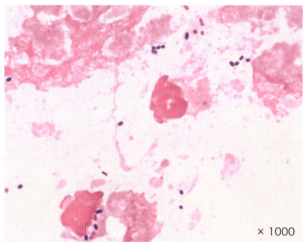

　肺炎球菌だろうと予測はつきますが、断定するのは厳しい像です。皆さん、そういう場合はどうしていますか？　「肺炎球菌を疑うため釣菌注意」などと書くのでしょうか。
　でも、1割くらいはスメアで見えても発育しない肺炎球菌。これほど報告の難しい菌はないですね。正直に「肺炎球菌と思うんですが、自信がありません。培養を待ちましょう」と答えることになるのでしょうか。

第1章 グラム染色による病態把握 ▶ 膿胸

くさくない膿胸

　嫌気性菌を疑う場合は、検体のにおいが重要な情報になります。くさい＝嫌気性菌という発想ですが、必ずしもにおいがするとは限りません。体液などを栄養源として取り込み、悪臭物質を産生する菌による感染がない限り、においはしません。

　膿胸と言われたら、検査室ではにおいを嗅いでいます。それは菌の推定をして、以後の培養検査に必要な情報を収集したいからです。

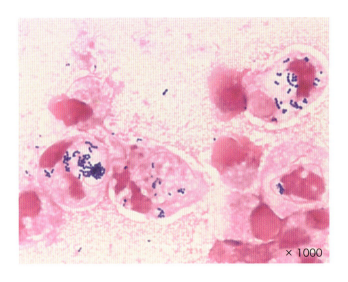

×1000

　このスメアは、膿胸を疑う患者からドレナージした検体です。肉眼的にはアイボリー色で、においはありません。においがしないということは、polymicrobial ではないことが多い、あるいはすでに治療が長期間行われており菌がいない、などの可能性が思い浮かびます。

　スメアで見えるのは染色性の悪い連鎖状球菌です。
- 染色性が悪い ⇒ 嫌気性菌の可能性あり
- 連鎖状球菌　⇒ 口腔内の常在菌を疑う

62　第1章　グラム染色による病態把握

という思考に向かい、膿瘍形成が加われば *Streptococcus anginosus* group（昔の *milleri* group）と推測して培養を進めます。翌日、小コロニーを形成し、嫌気の方が発育が良く、やや酸っぱいにおいがする場合は、まさに *S. anginosus* group の可能性が大幅にアップします。

　こういった作業の積み重ねで、*S. anginosus* group や嫌気性グラム陽性球菌を疑う所見として報告が可能になります。

　今回の症例は、スメアからは *S. anginosus* group を疑い、誤嚥性肺炎から膿胸になったという推測が付きます。おそらく喀痰グラム染色でも同様の菌を確認できるはずです。

第1章 グラム染色による病態把握 ▶ 膿胸

やっぱりありました入れ歯

　膿胸を試験穿刺したものを急いで見て欲しい、と主治医が持ってきました。においがあると言っていましたが、それほどではなく、外観は黄色です。この場合、検体中に白血球が多く粘性も強いため、少量を採取して薄く塗るのがコツです。

　薄く塗り、グラム染色を施したところ、こんな像でした。

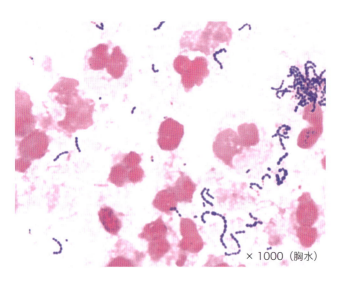

×1000（胸水）

　グラム陽性の連鎖状球菌が見られます。連鎖は長いものが多く、球菌は丸く不定です。検体のにおいはしませんが、嫌気性菌の可能性がぷんぷんにおいます。おそらく S. anginosus group でしょう。

遅れて喀痰が採取されていました。

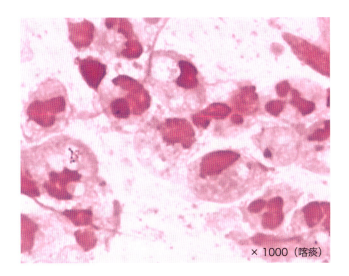

×1000（喀痰）

　喀痰スメアで胸水と同様の菌を探しましたが、見あたりません。確証を得られないまま、報告となりました。
　報告時に、「入れ歯は？」と聞くと、総入れ歯だそうです。1ヵ月前から微熱が続き、誤嚥性肺炎の疑いで経口セフェムを服用していたとのこと。喀痰中に菌が少ないのはそのためでしょう。

第1章 グラム染色による病態把握 ▶ 検査材料の評価

Geckler なんぼやねん？

こんな喀痰スメアがありました。
いつもの Geckler 分類で品質管理をしましょう。

まずは 100 倍のスメアを観察します。

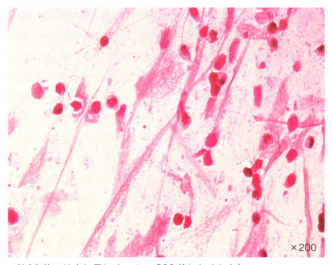

（100 倍では少し見にくいので 200 倍にしました）

　色合いや大きさを重視して見ると「Geckler 4 か 5 ？」と言いたくなりますが、よく見ると違うことがわかると思います。
　白血球のように見えますが、核の色や細胞質の赤みが強いことから、組織由来の細胞のように見えてきます。

次に 1000 倍のスメアを観察します。

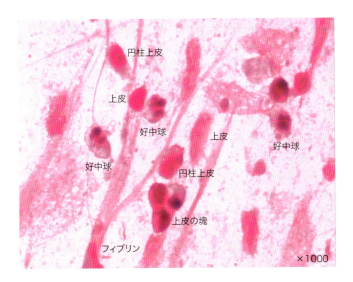

　好中球も多いのですが、画面なかほどに円柱上皮が多く見られます。特に集塊を形成しているのは、上皮がごろっと剥離したことをうかがわせます。扁平上皮の深層部分もこのような大きさに見えますが、核が濃染し、細胞質にグリコーゲンが多く見えることから、円柱上皮との鑑別ができます。

　上皮剥離を伴う疾患としてマイコプラズマ肺炎を考慮した方が良いかもしれません。あくまで臨床症状ありきですが。

第1章　グラム染色による病態把握 ▶ 検査材料の評価

検体が悪いけどどうしましょう

　Miller & Jones分類でM2（膿成分が少なく唾液成分のみ）の検体をどうしましょう？
　①採り直してもらう
　②仕方なしに検査する

　肺炎を疑うが入院はせず外来治療の場合、採り直しをお願いしても患者さんはもう帰った後、ということもあるでしょう。
　そういった場合はやむなく培養を行いますが、信憑性に欠ける結果になる可能性は高いと思います。
　しかし、グラム染色は逃しません。よく見ると一部に膿の部分が見え、このように肺炎球菌を疑う貪食像が確認されます。

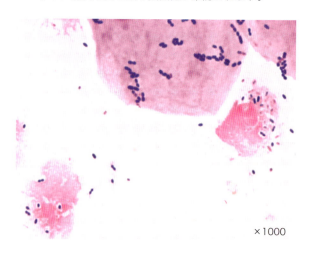

×1000

　私は逆手にとって、α連鎖球菌（上皮に付着している）と肺炎球菌（古い白血球に貪食されている）を見比べ、この時とばかりに違いを頭にインプットします。

第1章　グラム染色による病態把握 ▶ 検査材料の評価

これは痰だろうか？

　たまに「吸引痰」と称して、気管切開口から採取した、膿だか痰だかわからない検体がやって来ます。これは痰だろうか？ との疑問がよぎったら、採取の状況を確認することをお勧めします。

　グラム染色ではこんなふうに、古い白血球の集塊のようなベターっとしたものが採取されてきます。これでブドウ球菌が見えたり、培養で発育したりしても、肺炎の起炎菌かどうかは判断できません。

　スメアはすべてをあばきます。実に面白い。

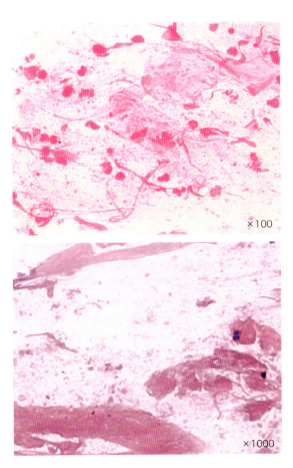

第1章　グラム染色による病態把握 ▶ 検査材料の評価

検体はいつまで有効なん？

　腸結核と診断され、呼吸器科に併科（当院は結核病棟もあるので）になった患者さん。喀痰採取の指示があったそうですが、当日は入院予約をして2日後に入院になりました。入院時、検体が未到着だったので、主治医に連絡して採取してもらいました。結核の検査とMRSAの入院時チェックです。なお、この間、抗菌薬は投与していません。

　来た検体（P3）を見て、何か変だなと感じました。その場は結果判定して報告しましたが、しばらくするとまた同じ患者さんの検体が…。
　主治医に「さっきと同じのが来ましたが、どうしましょう？」と言うと、「さっき送ったのは患者が2日前に家で採ったやつみたいで…」と。
　後から来た検体（P2）も処理しました。

　2つのスメアを並べてみましょう。
　2日前のスメアで変だと思ったのが、白血球が鮮明でないこと。細胞があったのはわかりますが、核や細胞質がベターとしていて死滅しかけの像でした。えらい古い炎症やなあ、という印象です。当日採取されたスメアは白血球が鮮明で、違いが一目瞭然です。
　抗菌薬投与後の検体もそうですが、日にちが経ちすぎた材料も良くないですね。スメアで検体不良と思われたら、コメントで記入するか、採り直しがきけば採り直すのが賢明です。

　白血球は、体外に放出されても貪食能がしばらく続くそうです。なので、結核の喀痰処理は当日にした方が検出率が高いそうです。材料の処理は早めにすることと、病棟のナースや医師にそのような事情を説明しておくことが大切ですね。

70　第1章　グラム染色による病態把握

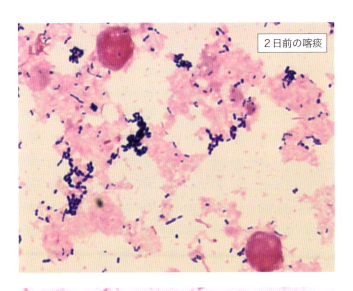

2日前の喀痰

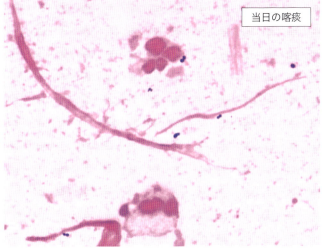

当日の喀痰

検査材料の評価 71

第1章 グラム染色による病態把握 ▶ 検査材料の評価

塵埃細胞

　塵埃細胞：炭粉を貪食した肺胞組織球であり、検体が喀痰であることの根拠となる。（日本病理学会のコメントより）

　喀痰でこの細胞が見えたら、おそらく喫煙歴があるという読みができます。グラム陰性菌感染が増えることを予想して、グラム染色を見る必要も出てきます。

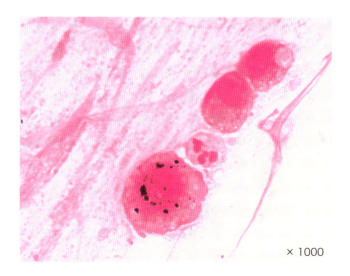

×1000

　塵埃細胞はグラム染色でこのように見えます。
　この際、好中球と組織球の大きさの違いも覚えてください。菌が見えなくてもタダでは済まさないのが当道場です。

第2章

グラム陽性菌

▶ ブドウ球菌 ………………………………… 74

▶ 肺炎球菌 ………………………………… 84

▶ その他のグラム陽性菌 ……………………… 96

第2章 グラム陽性菌 ▶ ブドウ球菌

医療従事者の肺炎

　ある日、医療従事者が肺炎で入院してきました。喀痰スメアでは白血球が多数見られ気管支肺炎の像で、グラム陽性球菌の貪食像もみられます。

　喀痰グラム染色からブドウ球菌による肺炎と推測しましたが、呼吸状態が非常に悪く、医療従事者ということもあり、MRSA を想定して LZD で治療を開始しました。病棟にも MRSA に準じて予防策をお願いします、と伝えました。翌日、スクリーニング培地に MRSA が発育していました。

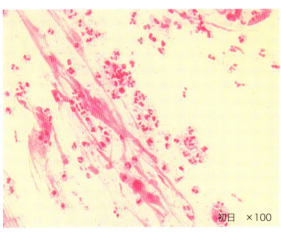

初日　×100

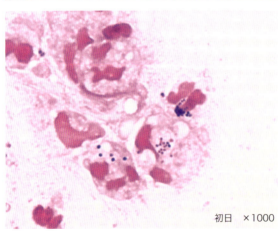

初日　×1000

翌日からさらに状態が悪化してきました。胸部 X 線像も変化なく、むしろ悪化しているようです。グラム染色をして再度評価しましょう、と言って採痰しました。

初日の喀痰スメアより明らかに菌の減少が認められますが、炎症の状況は改善されていません。「抗菌薬は効果があると判断できますので、あとは炎症反応を抑えるように治療を継続することが必要でしょう」とコメントしました。

抗菌薬の効果に疑問を抱いたとき、スメアはその疑問に答えます。菌が見えなくても、今の患者さんの状態をはっきりと映し出すことができます。

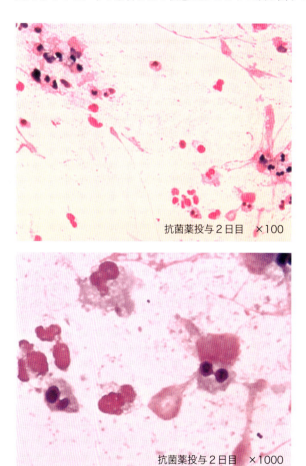

抗菌薬投与2日目　×100

抗菌薬投与2日目　×1000

ブドウ球菌　　75

第2章 グラム陽性菌 ▶ ブドウ球菌

MRSA 肺炎はどうやって起きるのでしょうか?

　肺炎に関する文献を見ていると、黄色ブドウ球菌肺炎について「血行性に病巣を作り、気管支周囲に結節状の陰影を示す」と書いているのを目にします。

　理論的にはフムフムと思えますが、本当にそうだろうか？ と疑問を感じることもあります。

　誤嚥性肺炎に合併するものをたまに見ます。誤嚥をして、そのまま肺炎・肺膿瘍になることも当然ありそうですが、しっかりとした根拠があるわけではありません。

　培養検査をしていると、喀痰から MRSA なんかは毎日のように出てきます。その中で肺炎（疑いも含め）を起こしていそうなのは、月に 1 人あれば多い方でしょう。ほとんどの場合は起炎菌ではなく、コロナイズとしての報告になります。

　肺炎を起こしている場合に主治医からよく聞かれるのは、起炎菌でしょうか？ という質問（難問）です。誤嚥性肺炎を疑うようなケースでは、貪食像が目安になることも多いですが、貪食像＝起炎菌と決めつけることはできません。

　この症例は、誤嚥性肺炎を疑ってセフェムを開始したものの改善なく、MRSA のリスクありと判断した症例です。

　喀痰スメアでは炎症反応が強く、扁平上皮が混じり、誤嚥の可能性を示しています。「抗菌薬投与中ですが症状の改善がないとのこと。強拡大でブドウ球菌の貪食像がみられることから MRSA 肺炎を疑います」とのコメントを返しました。その後、VCM 投与で軽快しました。

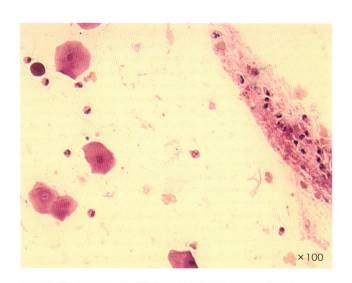

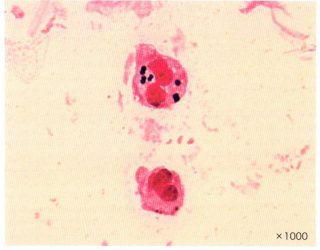

ブドウ球菌 77

第2章　グラム陽性菌 ▶ ブドウ球菌

これは保菌と判断しました

　抗菌薬の適正使用において、グラム染色はかなりのポテンシャルを持っています。先日、こんなケースがありました。

　脳外科の手術後に、痰が気になったので採取して検査に出したそうです（この事情は後で聞きました）。喀痰スメアの結果でブドウ球菌のコメントがあり VCM を投与したが、投与量が合っているのかどうかの確認を ICT でして欲しい、とのこと。TDM のお話をしながら、患者の状態を確認しようとカルテを見ると…。

　肺炎の症状はなく、X 線所見もキレイです。発熱もなく、ただ痰の増量が気になるということらしい。

　看護師さんにも痰の増量について聞いたところ、どうやら入院時から多かったようです。嚥下障害もあるため、誤嚥性肺炎の疑いが強いですねとお話しし、前日まで投与していた CEZ で良かったんじゃないか？ と話を進めていきました。

　そして、主治医とディスカッションした結果、「喀痰グラム染色では菌は見えているものの貪食像はなく、上皮に付着しているものも多く見え、保菌と判断できます」とコメントを追加して、VCM は中止してもらいました。CEZ を再開し、もし呼吸状態が悪くなったら VCM を投与しましょうと。ただし、「絶食で少し様子を見てください」と付記しました。

　翌日、何の変化もなく、抗菌薬を適正に使用できたケースであったと思います。ポイントは、
①グラム染色の結果を深く読めたこと
②主治医の情報に加え、看護師さんの情報が役に立ったこと
③嚥下障害に対しては絶食で様子を見たこと

　翌日ラウンド予定の NST へと情報を引き継ぎ、嚥下障害への介入を開始してもらいました。ICT ⇔ NST のネゴシエーションは大切ですね。

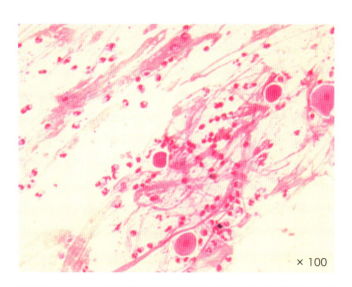

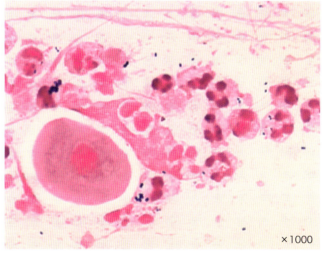

ブドウ球菌 79

第2章　グラム陽性菌 ▶ ブドウ球菌

どうして MRSA を疑うか

　主治医から相談を受けることが多いのは、抗菌薬無効例です。

　抗菌薬が無効となる理由には色々とありますが、その1つに MRSA などの耐性菌による感染事例があります。最近は病院内のみならず、市中感染や施設内感染も多く見られるようです。

　先日、老人介護施設に入所中の方が呼吸困難を主訴に来院されました。症状と X 線所見より誤嚥性肺炎を疑い、緑膿菌を含むグラム陰性桿菌とグラム陽性球菌を想定して CAZ ＋ CLDM で加療となりました。翌日には軽快しましたが、4日目に再び発熱をきたしたため、MEPM へ変更。しかし改善がないとのことで、主治医から相談を受けました。胸部 X 線は2度撮影しましたが、著明な改善は見られず、CT は撮影していません。

　考えられる問題点としては、

　①閉塞や胸水貯留による無気肺で換気が悪い

　②薬剤耐性菌

　③それ以外

　①は画像、③は腫瘍マーカーなどの検査を追加しましたが、いずれも異常なし。②は喀痰を採取してもらいました。

　喀痰スメアでは、多数のグラム陽性球菌がクラスターを形成しており、ブドウ球菌を疑います。しかも多数の貪食像。MEPM や CLDM など一般に誤嚥性肺炎で使用される抗菌薬が効果的でないことから、MRSA の高濃度曝露の可能性があります。MEPM に加え、VCM の初期投与設計をして投与開始しました（緑膿菌の完全否定にはつながらないので）。

　翌日、MRSA が単一菌として検出され、以降、炎症反応と呼吸器症状の改善を認めました。

　結果的に当たったのですが、MSSA ならどうなんだ？と思われるかもしれません。MSSA でも VCM という選択肢はあるわけで、後からセフェムへの変更を検討したら良いと思います。

80　第2章　グラム陽性菌

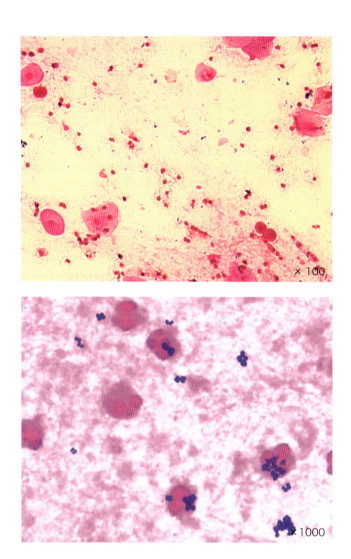

ブドウ球菌　81

第2章　グラム陽性菌 ▶ ブドウ球菌

黄色ブドウ球菌は感染源が判らない?

　外来患者さんから濁った胸水が出てきました。こわごわにおおうと、においがない！　もうこの時点で *Peptostreptococcus* などのメジャーな嫌気性グラム陽性球菌は除外できそうです。もし陽性球菌が見えたら、菌の染色態度、大きさを見て、嫌気性菌なのか推測しましょう。

　においがない検体で単一菌の場合、嫌気性グラム陰性桿菌が考えられます。もし陰性桿菌なら、紡錘状の菌（*Fusobacterium nucleatum*）や中央が膨れた菌（*Fusobacterium necrophorum*）を探しましょう。後者の場合はレミエール症候群も忘れずチェックですね。

　人工物が挿入されていたり、穿刺や術後の場合ならブドウ球菌は外せないでしょう。陰性桿菌なら緑膿菌は外せないので、一部に集塊が見える中型の染色性の悪い菌を探しましょう。

　ブドウ球菌が見えたら、病原性の高い黄色ブドウ球菌かどうかの鑑別が大事ですが、やはり培養を待たないと何とも言えない局面は多々あると思います。

　市中感染の場合で、黄色ブドウ球菌が血液から検出されたら、どうでしょう。コンタミの可能性はないと仮定します。

　文献（*Arch Intern Med* 2002；162：25-32）によると、市中感染では侵入門戸が不明なことが多く、多くに皮膚病変を認めたそうです。気付いたら血液培養陽性ですってこともあり、心内膜炎や骨髄炎の事例も多いようです。腸腰筋膿瘍なんて可能性も…。

　一方、院内感染の場合、CV ラインが 45％、術後創部感染が 16％と、フォーカス探しは意外に簡単かもしれません。

　死亡例を見てみると、感染源が特定できない、ショック、60 歳以上の高齢者で多く、適切な抗菌薬にて 14 日以下の治療群で多く認めたようです。感染源の特定と抗菌薬治療にはしっかりとした診断が必要で、まずは適切な検査で菌を検出することが重要です。

ここに示した症例は、黄色ブドウ球菌の市中感染の膿胸です。胸水と同時に喀痰のスメアも見て、同一の菌とわかりました。「気道由来のものと照合して MRSA と思います」と報告しました。

　培養すると MRSA でした。

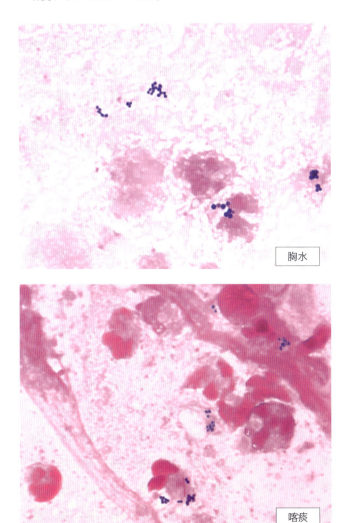

胸水

喀痰

第2章　グラム陽性菌　▶肺炎球菌

当直中に出会った症例

多発性骨髄腫で入院中の60代男性です。主訴は咳嗽、発熱、呼吸困難。CDTR-PI内服中です。

Miller & Jones分類 P3（膿性部分2/3以上）の喀痰スメアです。

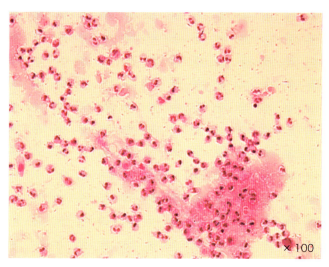

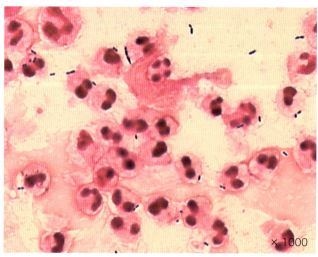

背景に白血球が沢山見え、良質な検体と言えます。強拡大では、グラム陽性球菌が2個くっついていて、周囲に抜けて見える部分があり、肺炎球菌に典型的な所見です。

　CDTR-PI 内服にも関わらず肺炎になっているので、耐性菌の可能性があります。特に *pbp2x* 変異株の可能性が高いので、原疾患の進行度によるとは思いますが CTRX や CTX も注意しないといけませんね。菌によってはやや延伸しているものもありますので、抗菌作用はあるのでしょう。

　この患者さんは研修医が担当していました。すぐに肺炎球菌であることを伝えたところ、今度は尿中抗原の検査依頼がありました。塗抹で確実例なのですが…。
　尿中抗原は初期には偽陰性になります。この症例でも実施していれば陰性になったかもしれません。
　たまに「血液培養で肺炎球菌が出たのに、尿中抗原は陰性になるのはおかしくないですか？」と言われる先生もいて、説明しに行くことがあります。ここでもやはりコミュニケーションが大事であることを痛感します。

肺炎球菌　85

第2章　グラム陽性菌　▶肺炎球菌

莢膜を見逃してませんか？

　市中肺炎のうち4人に1人は肺炎球菌性肺炎と言われます。この比率は中小病院から大学病院まで大きな差はなく、コモンに出会う菌と言えるでしょう。

　当直中にこんな症例に遭遇しました。
　患者は生来健康な30代の男性です。発熱、頭痛、咳嗽を訴えて、夜間に来院しました。意識障害はありません。
　胸部X線で右下肺野に浸潤影が見られ、大葉性肺炎の診断でとりあえず入院となりました。入院時WBC 21,700/μL、CRP 21.7 mg/dL、BUN 13 mg/dL、SpO$_2$ 98%、血圧正常。

　肺炎球菌の尿中抗原は陽性。レジオネラ尿中抗原は陰性。マイコプラズマIgM抗体も陰性です。
　喀痰塗抹を見ると、このような菌がちらほら。一部に貪食像も認めました。

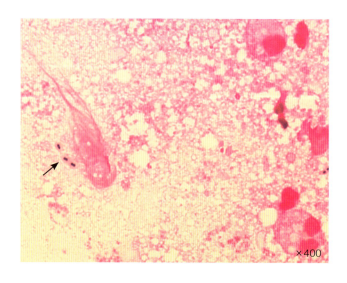

×400

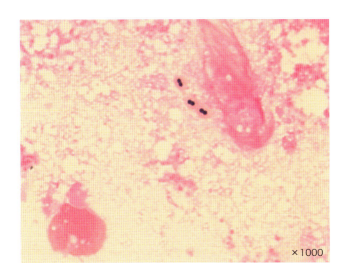

まあ、以上の情報から、肺炎球菌性の肺炎と思いますよね。

肺炎球菌のスメアでの確認事項といえば、
①グラム陽性球菌で双球菌
②莢膜が染色されずに白く抜けて見える
③好中球やフィブリンが多数確認できる

でも、莢膜はすべてが白く抜けて見えるわけではありません。この例のように、菌の周囲がピンク色に染まるのも莢膜の証明になります。

ところで素朴な疑問なのですが、この患者って入院が必要でしょうか？白血球数が多い、CRP値が高いからといって入院の適応となることはなく、基礎疾患や呼吸状態などを確認した上で判断する必要があります。

肺炎球菌 87

第2章 グラム陽性菌 ▶ 肺炎球菌

塗抹は現場を押さえている唯一の証拠です

これは市中肺炎の肺炎球菌です(典型的な像ではないですが)。

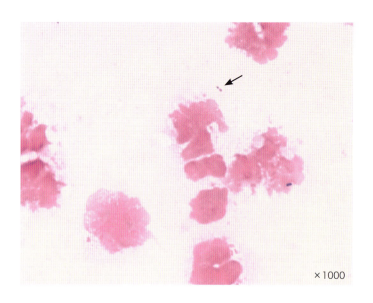

　喀痰スメアでこんな像が見えた翌日、培養で「発育認めず」。検査室からそのままの事実を返すと、ほとんどと言って良いほど、担当医から電話がかかってきます。
　良く知らない医師は、培養の技術が悪いんじゃないか？ などと疑問を持つかもしれません。しかし、肺炎球菌は塗抹で見えていても、培養で発育しないことがよくありますので、その旨をしっかり説明しましょう。

　培養が陰性だからと言って、決して塗抹検査結果を陰性と上書きしないように!! 塗抹は現場を押さえている唯一の証拠であることに変わりありません。

第2章　グラム陽性菌　▶ 肺炎球菌

肺炎球菌が培養で発育しにくい理由

　肺炎球菌は好中球の貪食を回避する莢膜を持っていますから、グラム染色で貪食像はあてになりません。また、貪食があってもグラム陰性球菌として観察されることがあり、それを肺炎球菌と断定するには相当な経験がないと難しいです。細胞内に捕食されると、莢膜の確認はさらに困難を極めます。

　なので、私は肺炎球菌の確認をする場合は貪食像も参考にしないし、細胞内に捕食された肺炎球菌の場合はグラム染色性にとらわれないようにしています。

　グラム陰性に染まる肺炎球菌は、貪食されたものに限ったことではありません。

　肺炎球菌には、自己融解酵素を産生して pneumolysin を大量に放出させる機能があります。機能というよりは自爆行為なわけですが、この pneumolysin は細胞障害を起こすわ、サイトカインの刺激を増強させるわ、好中球の抗菌活性を悪くさせるわで、人体にとって大変な脅威となります。

　この自己融解のために、肺炎球菌は培地上で中央がクレーター状に凹んだ集落を形成することがあります。

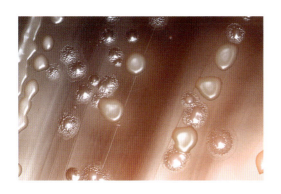

グラム染色で明らかな肺炎球菌が確認されたのにも関わらず、培養で肺炎球菌が検出されない、またはグラム染色で沢山見えたのに培養では少数しか検出されない…。その要因の1つとして、自己融解が関係していると言われます。当院では約10％に確認されました。

　肺炎球菌の自己融解が確認できる喀痰グラム染色像がこれです。一部がグラム陰性化しています。

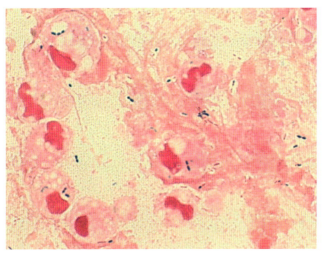

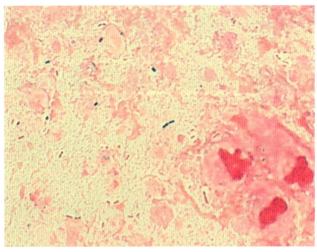

自己融解の他に、培養で検出できない理由としては、肺炎球菌と思ったが実は viridans *Streptococcus* と見間違えたというのはあるかもしれません。

　その場合、材料採取の条件が悪く、口腔内の常在菌が多量に混入した可能性も否定できませんので、どんな材料だったか確認することが人切です。採取された喀痰を肉眼で確認することは地味な作業ですが、重要な前提条件ですから、カルテに残すようにしましょう。

　肺炎球菌とわかれば、抗菌薬を絞ることができます。β-ラクタマーゼを産生しないのですから、ペニシリンを上手に使って治療をすることができます。ペニシリンは古典的過ぎる抗菌薬と思っている方もおられるでしょうが、低コスト、高効果なので肺炎には十分戦えます。グラム染色を使って上手な診療を進めましょう。

第2章　グラム陽性菌　▶ 肺炎球菌

多彩な形態に惑わされない

　肺炎球菌感染症は年間を通してやってきます。しかも、たまに重症化します。そのため、グラム染色では確実に捕らえたい菌の1つです。

　抗菌薬が投与されていない条件下で良質な喀痰が採取されれば60～80％は見つかりますが、質の悪い喀痰の場合は20％以下になります。質の悪い喀痰だと口腔内の常在菌が検出の邪魔をするからでしょう。

　そして、肺炎球菌を捕まえるためには、その特徴的な形態を認識しておく必要があります。グラム染色に長い間携わっていても、その形態には惑わされることが多く、まさに魅惑の細菌ではないでしょうか？

　ここに示したスメアには、肺炎球菌の多彩な形態が集約されています。莢膜が白く抜けて見えるもの、莢膜が赤く染まるもの、莢膜がハッキリと確認できないもの、菌が自己融解して染色性が落ちたもの、貪食され染色性が落ちたもの…。莢膜が赤く染まっているものはムコイド型肺炎球菌の典型的な形態です。

　加えて言うなら、赤褐色の喀痰は肺炎球菌性肺炎のときに出る特徴的な痰の性状です。そんな喀痰で肺炎球菌がこのように一面に見えた場合は、まさに emergency !!　すぐに担当医に連絡しましょう。

　その際には、血液ガス、白血球数、CRP 値などのラボデータを確認し、主治医に X 線所見や患者の状態を聞いて、グラム染色との擦り合わせをすると良いでしょう。

　また、肺炎球菌性肺炎になりやすい要素（摘脾、脾機能低下、脳血管障害の既往など）、肺炎球菌ワクチン接種歴、感冒などの前駆症状、髄膜刺激症状などを確認します。アセスメントするときに、これらのチェックが忘れられている可能性があります。その辺の聞き込みをスムーズにするため、日常的に主治医とのコミュニケーションを図っておきましょう。

　肺炎球菌はクリスチャン・グラムがグラム染色を考案した由来になっているくらいで、昔から問題視されてきたものです。スメアで確実に捕らえるように必ず取得したいスキルの1つですね。

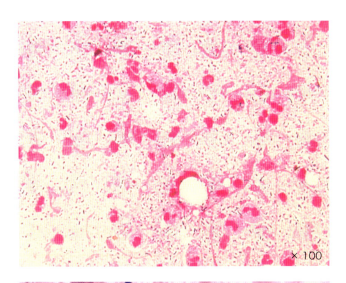

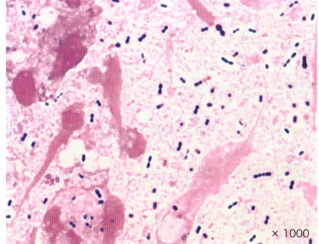

肺炎球菌

第2章　グラム陽性菌　▶ 肺炎球菌

尿中抗原陰性の解釈

　11月に入って肌寒くなってくると、感冒の患者さんが増えてきます。インフルエンザの鑑別をどうしようか？ と悩みも増えます。

　問題なのはこの時期、細菌性肺炎も増えてくることです。特に基礎疾患を有する人では起炎菌に一定の傾向がありますが、この患者さんもそうでした。

　胸部X線では明らかな肺炎で、一部区域性もあり大葉性を思わせる像でした。

　ならばということで、喀痰グラム染色と尿中抗原を実施したところ、尿中抗原はレジオネラ・肺炎球菌ともに陰性。グラム染色はこのような像です。

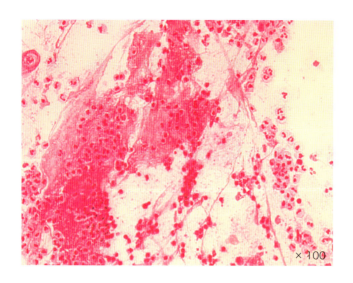

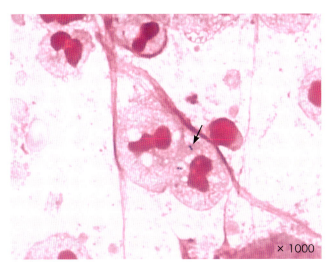

×1000

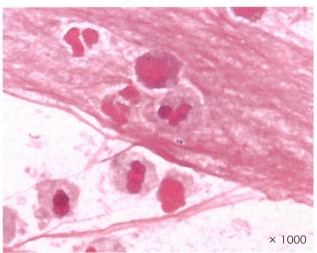

×1000

　この場合の尿中抗原陰性の解釈は、研修医の教育には欠かせないものです。検査室の皆さん、是非とも聞かれたら即答してあげてください。

「尿中抗原が検出感度以上に達する時期は、通常は発症後3日目以降とされています」

肺炎球菌　　95

第2章　グラム陽性菌 ▶ その他のグラム陽性菌

グラム染色で嫌気性菌の鑑別を

　肺化膿症の場合、嫌気性菌が関与している場合が多く、グラム染色でもそのまま見えます。

　私はグラム陽性球菌や紡錘形のグラム陰性桿菌（フソバクテリウム）を目指して鏡検しますが、皆さんも同じですか？

　グラム陽性球菌のうち、嫌気性菌はやや小さく、たまに染色が不鮮明になります。

　この症例は、主治医と相談して嫌気培養を追加し、嫌気性グラム陽性球菌を検出しました。形態から *Streptococcus anginosus* group を疑います。

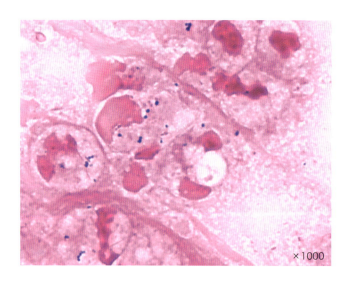

×1000

第2章 グラム陽性菌 ▶ その他のグラム陽性菌

肺化膿症で見られた嫌気性グラム陽性球菌

先日、こんな相談を受けました。

「喀痰でグラム陽性球菌の貪食が多く見られ、小さい球菌なのですが、誤嚥を表しているのでしょうか？」

同様の質問をよく訊かれます。

ご存知の通り、誤嚥にはいろいろあります。唾液の誤嚥、食物の誤嚥、消化液の誤嚥など。

誤嚥像と確認する際に気をつけるのは、口腔内の扁平上皮の存在、胃液などの酸性物質に加え、不染性のグラム陽性球菌の存在です。不染性と言えば、S. anginosus group もそうですね。

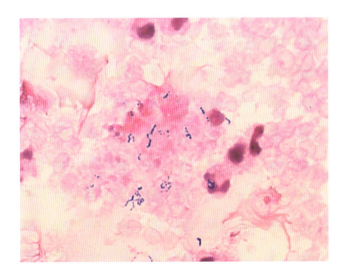

S. anginosus group は嫌気条件で発育旺盛な菌ですが、好気条件でも発育してきます。

一方、今回相談を受けたのは、肺化膿症で見られた嫌気性グラム陽性球菌です。*Peptostreptococcus* などが代表的ですが、その像は *S. anginosus* group よりやや小さく、不染性が強い球菌です。

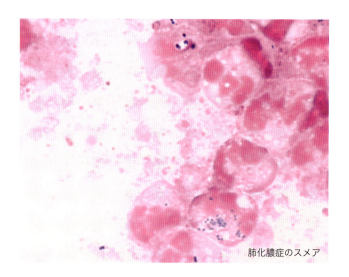

肺化膿症のスメア

　この像を見たら、「あっ、嫌気性のグラム陽性球菌⇒誤嚥かな？」と推測してもらいたいものです。ただし、貪食像がポイントです。背景に一杯見えても誤嚥になるかどうかは判りませんのでご注意を。

　なお、昔から *Peptostreptococcus* という名称で知られていた菌種は、今は *P. anaerobius* のみになってしまいました。*P. magnus* や *P. micros* はそれぞれ、*Finegoldia magna* と *Parvimonas micra* に菌名が変わりました。報告書を見るときにはご注意ください。

第2章　グラム陽性菌　▶ その他のグラム陽性菌

易感染者の膿性痰から出たグラム陽性桿菌

　免疫能が下がった人、慢性の誤嚥性肺炎が続く人、菌交代症などなど、膿性の喀痰が採取された時に見えるグラム陽性桿菌。なかでもこんな菌がよく見えますよね。

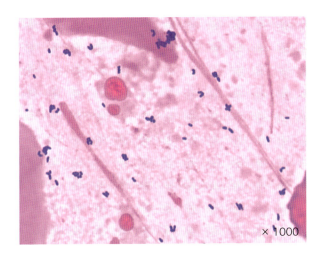

×1000

　これは、重症肺炎の経過中に採取された喀痰スメアです。
　ポイントは、患者が易感染者で膿性の痰が持続しているなか、単一菌で検出されていることです。つまり、起炎菌としての要素があるからです。弱毒性かもしれないが、患者にとっては違う場合もあり、患者背景を確認して主治医とディスカッションをすべき症例です。
　単に「グラム陽性桿菌」と返すのか、「コリネバクテリウム様」と返すのかは、意味が違うと思います。薬剤耐性傾向が強い菌だからです。
　コリネバクテリウムは菌種によってVCMやMINOしか感受性がない場合もあります。感受性試験も確立されたものがなく、余計に細かいやりとりが必要になります。発育も遅いので困ります。たまに肺炎から肺膿瘍を起こしている症例に出会います。

その他のグラム陽性菌　99

第2章 グラム陽性菌 ▶ その他のグラム陽性菌

肺放線菌症を疑うとき

　外来からこんな喀痰スメアが来ました。「放線菌症を疑う」とコメントしましたが、ばっちり合いました。主治医も何となく疑っていたようですが、確信が持てなかったようです。

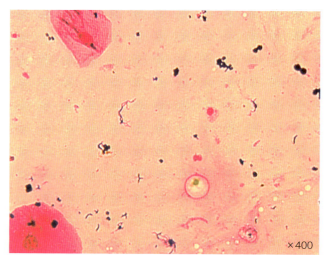

×400

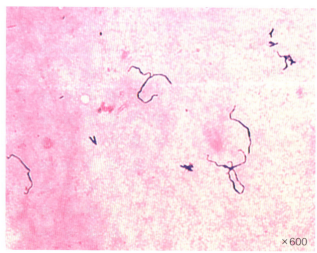

×600

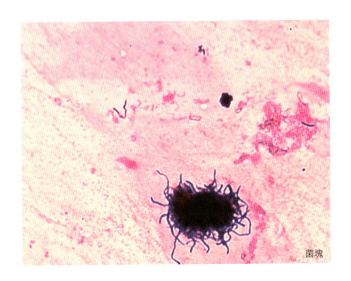

菌塊

　喀痰スメアのみで放線菌症を疑う場合は、歯科衛生が悪いかどうかの確認が必要だと思います。虫歯が多いとか、入れ歯の手入れが行き届いていないなど、喀痰の通り道の菌を引っかけている可能性があるからです。

　ただし、その場合は菌塊（Druse）はあまり見えないので、菌塊が見えれば放線菌症を疑っても良いと思います。肺ノカルジアとの鑑別もしてくださいね。

第2章 グラム陽性菌 ▶ その他のグラム陽性菌

抗菌薬で改善しない感冒様症状

60代男性。主訴：発熱および咳嗽、呼吸障害。既往歴：気管支拡張症。喫煙歴なし。趣味：庭のガーデニング。

感冒様症状として近医でCDTR-PIを投与されていましたが改善なく、紹介来院となりました。胸部X線で左下肺に結節性陰影を認め、CTでは浸潤影を伴って一部小さな空洞形成も認めました。

喀痰検査でこの所見が得られました。何が考えられますか？

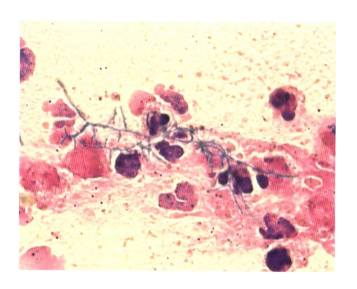

グラム陽性で菌糸体（放線状）を呈しているので、好気性放線菌（ノカルジアなど）か、単なる放線菌（アクチノマイセス）のどちらかです。菌糸が大きく枝状になり、部分的に鈍角に伸びていることから、ノカルジアの可能性が高くなります。白血球の周囲に食い込むような様相を呈しているので、これでほぼノカルジアと言えると思います。

また、染色性がやや悪い（他のグラム陽性菌に比べてやや薄い）ことから抗酸性が示唆されます。抗酸染色をする場合、チール・ネルゼン法は脱色し過ぎて染まらないこともあります。キニヨン染色を実施しましょう。

第3章

グラム陰性菌

▶ 肺炎桿菌 104

▶ インフルエンザ菌 113

▶ 緑膿菌 121

▶ モラクセラ 130

▶ レジオネラ 133

▶ フソバクテリウム 135

第3章 グラム陰性菌 ▶ 肺炎桿菌

大葉性肺炎の代表菌

　肺炎の類型を考えてグラム染色を見ようとする時は、背景の炎症像と起炎菌を合致させることが重要です。

　このスメアは大葉性肺炎の代表的起炎菌の1つですが、肺炎球菌とは少し違うような気がします。でも、インフルエンザ菌よりは炎症像が強い。肺炎桿菌はこんな像に見えるんだなあと思いました。

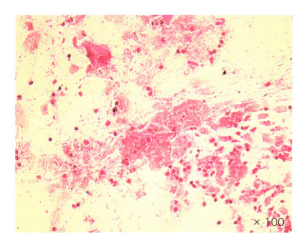

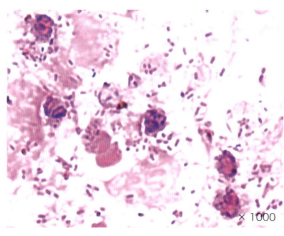

第3章　グラム陰性菌 ▶ 肺炎桿菌

緑膿菌と肺炎桿菌

　グラム染色で肺炎桿菌と緑膿菌を鑑別できるの？　と思っていませんか。ここで2つを並べて鑑別してもらおうと思います。どちらも肺炎例です。

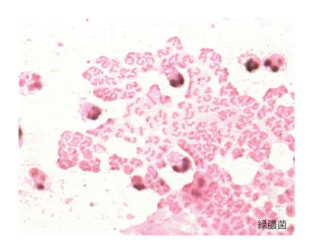
緑膿菌

　↑これは緑膿菌（ムコイド状）です。グラム陰性ですが、陰性（赤色）の様態は柔らかな色彩で、ムコイド部分もベターと染まっています。菌体の両端が丸く、湾曲していて、菌が単一形成しているのがわかると思います。

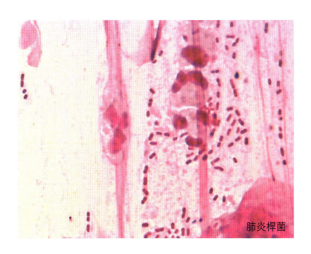
肺炎桿菌

肺炎桿菌　105

こちらが肺炎桿菌ですね。グラム陰性ですが、陰性（赤色）の様態が硬く、濃い染色性になっています。菌の両端はやや角ばって、短い桿菌です。連鎖状になっているのが特徴で、脱色が悪いとブドウ球菌や肺炎球菌と間違えそうですね。莢膜は菌の周囲にあり、抜けたようなものや少し赤みがかったものが見えます。

第3章　グラム陰性菌　▶ 肺炎桿菌

もうカルバペネム入ってるよぉ

　COPDと気管支拡張がある患者さんが、インフルエンザ後に肺炎になり来院されました。急いで喀痰スメアを見るとこんなの……。

　変だなと思い、主治医へ報告しましたが、「実は研修医が最初に診たんですが、MEPM 0.5g 1回入れちゃった後なんですよ」と。

　つまり、MEPM投与1時間後の像です。何の菌かは簡単ですよね？でも、変な理由は？（スメアから抗菌薬の種類がわかる場合もあります）

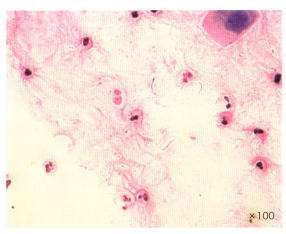

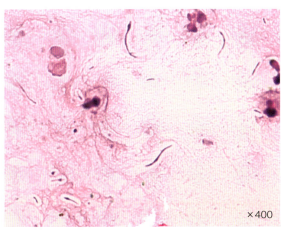

肺炎桿菌

グラム陰性桿菌ですが、β-ラクタム薬投与によってバルジ化が起こっています。このような像を見たら、抗菌薬の使用を考えないといけません。自院のことでわかる範囲だったら良いのですが、他院からの紹介ですぐに情報が得られない場合に、「培養陰性でした…」では、専門家として少々問題がありますよね。

大型のグラム陰性桿菌で莢膜が極端に大きいので、肺炎桿菌が疑われます。でも、それじゃ MEPM は広域過ぎます。COPD に気管支拡張があるのであれば、当然緑膿菌のリスクも考慮しなければなりません。だったら CFPM か CAZ、または TAZ/PIPC で十分ではないのかな？　というのが率直な意見です。

カルバペネムは非常に広域で殺菌力もあるようなイメージですが、IPM や BIPM と MEPM の作用は少し異なりますので覚えておくと良いです。

・ MEPM は PBP3 への親和性が高い ➡ 延伸して溶菌する（一部は球状）
　➡ セフェムに近い
・ IPM は PBP1 や PBP2 への親和性が高い ➡ 球状変性して溶菌する

カルバペネムの作用は pH によっても大きく変わるようです。

第3章　グラム陰性菌　▶ 肺炎桿菌

肺炎桿菌で抜けた莢膜見つけました

　肺炎桿菌の莢膜って、肺炎の喀痰以外はあまり見られませんよね。そこで、莢膜＝「抜けて見える像」を探そうとするのですが、どちらかと言うと、菌周囲の赤みを帯びた莢膜が多く観察されます。

　これは「抜けた莢膜」を確認できた例です。肺炎球菌と違い、結構レアものです。
　患者は関節リウマチと糖尿病のため他院に入院していましたが、イレウスがあり転院してきました。入院してみれば痰が多く、肺炎も合併しているようです。胸部Ｘ線ではブラの周囲に区域性のある浸潤影が見られます。院内肺炎です。急いでスメアを見ると……。

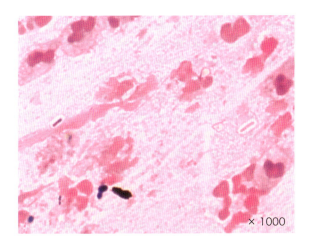

　くっきり抜けて見える肺炎桿菌像。きれいです。でもよく見りゃ、周囲にはボロボロになった肺炎桿菌が散在するではないですか。前医で何やら経口抗菌薬が入っているようです。培養で満足のいく菌が検出されるでしょうか、心配です。

肺炎桿菌　　109

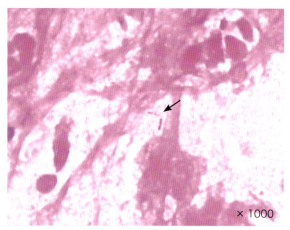
壊れかけです

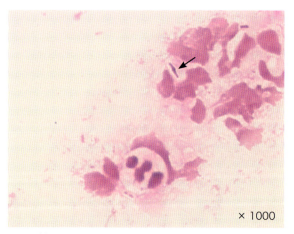
バルジ化も見えます

　主治医いわく、「情報が少なくて難しいですね。内科にフォローをお願いする前に ICT へ相談しました」。頼られていますが、プレッシャーも感じます。
　でも、グラム染色という武器で当日は戦うしかありません。緑膿菌が否定されるまでは、抗緑膿菌作用の抗菌薬もフォローで開始します。

第3章　グラム陰性菌　▶肺炎桿菌

こんな膿胸珍しいかも

　患者は70代の男性で、悪性リンパ腫を基礎疾患にもち、気胸がありました。突然の発熱と呼吸困難で来院し、そのまま入院。単純X線とCTで気胸側の膿胸を疑い、穿刺したところ、ドロドロの胸水が採取されました。胸水は悪臭もなく、茶褐色です。

　その時のスメアです。菌がうようよいます。ギムザ染色もしてみたのですが、菌が上手く染まらないようです。この菌の特徴でしょうか。

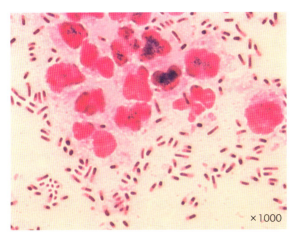
×1,000

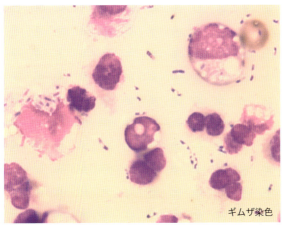
ギムザ染色

肺炎桿菌　111

スメアは好中球がいっぱいです。ギムザ染色では単球も見えますが、中皮細胞はありません。典型的な膿胸のスメアになろうかと思います。

とりあえず CTRX 2g/ 分 1 / 日で開始しました。

培養で検出された菌は肺炎桿菌。でも、なぜこのような染まり方になったのかは不明です。抗菌薬の前投与はありません。

グラム染色をよく見ると、莢膜があります。菌の形状でわかるので、ペニシリン系はタブーですよね。CTRX はブロード過ぎるのでしょうか？、SBT/ABPC は少し緩やかな気がしますが…。

第3章 グラム陰性菌 ▶インフルエンザ菌

重症でないけど肺炎です

　60代男性。喫煙歴1日20本×40年。生来健康だそうです。
　「先週くらいから咳が多くなってきたんや」とおっしゃっていました。近医でLVFXを貰っていたようですが、呼吸器症状の改善はないようです。痰は多いが、呼吸状態は落ち着いています。

　外来の喀痰塗抹至急でこれが出ました。痰はMiller & Jones分類P2でした。

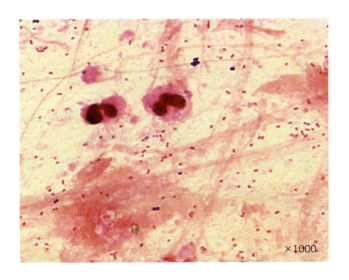

　今回は少しひねって、インフルエンザ菌のキノロン耐性です。感受性検査を実施していてたまに遭遇しますが、よくあるのがBLNASでLVFX耐性です。BLNARではあまりお見かけしません。

　経口抗菌薬は何が良いでしょうか？（de-escalationが可能です）。CDTRでしょうか？　AZMも良いですが、マクロライド耐性マイコプラズマへの配慮は必要だと思います。

第3章　グラム陰性菌　▶インフルエンザ菌

インフルエンザ菌による肺炎

　肺炎球菌とインフルエンザ菌では、肺炎の起こり方が違います。

　肺炎球菌の場合は肺胞性の肺炎がほとんどで、滲出液が多く観察されます（肺炎桿菌も同じ）。インフルエンザ菌の場合は細気管支型の肺炎で、滲出液は肺炎球菌より少ない（これはブドウ球菌の肺炎も同じ）。

　なので、背景を見てその肺炎の起炎菌を推測してから、菌を探すこともできます。

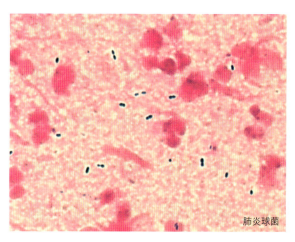

肺炎球菌

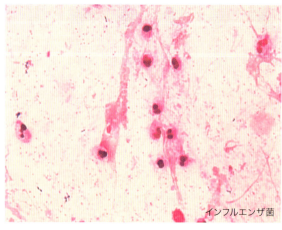

インフルエンザ菌

インフルエンザ菌による肺炎は、X線所見では気管支の走行に沿って見えます。喀痰スメアでは、炎症の所見として気管支上皮の脱落と、線状で粘液っぽいフィブリンの走行が見られます。大葉性肺炎で見られるようなフィブリン塊はあまり見られません。見られた場合は、炎症がさらに末梢に進んだ状態を示していると推測されます。

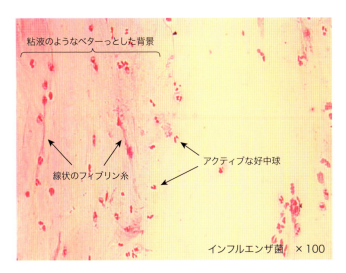

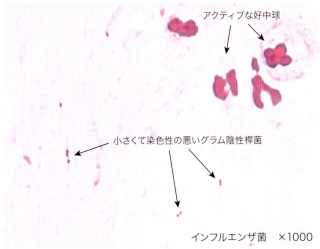

第3章 グラム陰性菌 ▶インフルエンザ菌

インフルエンザ菌の多形性

　インフルエンザ菌はグラム陰性の短桿菌で、肺炎の喀痰スメアではバラバラと散らばった像が確認できます。参考書には「多形性を示す」と書いてあり、気をつけて見るようになりました。

　一部それらしき像が見えましたので紹介します。前ページの典型像と比較してください。

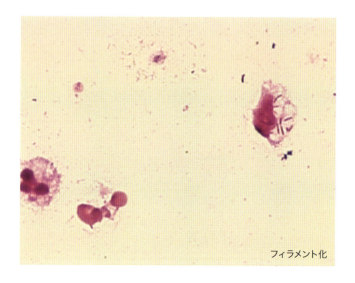

フィラメント化

　染色性は確かにインフルエンザ菌と同じで、貪食も見られます。翌日、培養ではインフルエンザ菌が一面に発育しており、臨床症状とも合致していました。

　髄液では、やや菌が伸びたものが確認されることがあります。一般にこのように延伸しているものは抗菌薬の影響と思っていましたが、通性好気性菌でもこのように多形性を示すことがあることがわかりました。

第3章 グラム陰性菌 ▶インフルエンザ菌

豪華なメンバー

　グラム染色の的中率は、意外に良いのです。肺炎球菌は少し低いですが、インフルエンザ菌が86％と高いことは何となく頷けます（*Clin Infect Dis* 2004；39：165-9）。囊胞性線維症ではさらに的中率が上がります。緑膿菌はなんと98％（*J Clin Microbiol* 1994；32：54-8）。凄いデータですが、やはり臨床背景ありきと思います。

　じゃ、これはどう読みますか？　外来の肺炎で、豪華なメンバーです。

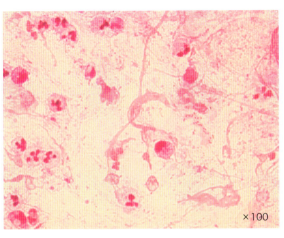

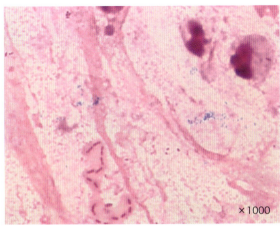

インフルエンザ菌　117

ムコイド様のグラム陰性桿菌は緑膿菌で決まりです。肺炎桿菌は少し様相が違います。ほとんど抜けて見えますので。

　小さな桿菌は一見アシネトバクターにも似ていますが、外来で肺炎ならまずはインフルエンザ菌を考えるべきでしょう。

第3章　グラム陰性菌　▶インフルエンザ菌

似たもの同士

　当院のグラム染色の的中率はほとんどが90％以上です。「的中」といっても、単に「グラム陰性桿菌」とだけ正答するのではなく、喀痰に関してはズバリ菌名を当てています（尿はズバリは当たらないことが多いので）。

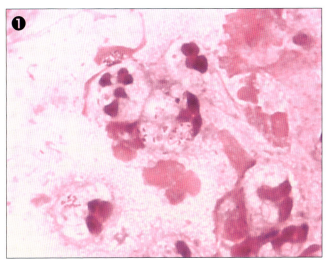

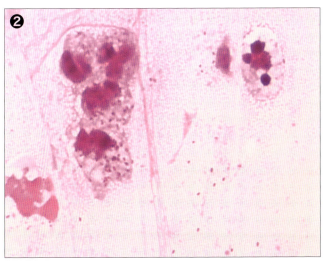

インフルエンザ菌　119

答えが外れた症例の中で、塗抹でインフルエンザ菌と報告したが、発育してきたのが緑膿菌だった症例がありました。長期入院歴のない、慢性呼吸不全の患者でしたが、自信を持ってインフルエンザ菌と言い切った自分に反省です。CAZを投与しようかと検討していたので、問題はなかったのですが…。

　その後、悔しくて、いくつか振り返り再検討しました。そしたら、あることがわかりました。緑膿菌は集簇する傾向があり、インフルエンザ菌は散在する。これは貪食細胞内でも見られる現象であることが今回わかりました。

　前ページの2枚のスメアをよく見比べてください。どっちがどっちでしょうか？

　正解は、①が緑膿菌、②がインフルエンザ菌です。
　似たもの同士ですが、こうして比較すると違いがわかります。

第3章 グラム陰性菌 ▶ 緑膿菌

長ーく伸びた桿菌?

　70代男性。慢性気道感染症あり、呼吸状態が悪くなってきたので再入院されました。喀痰は、白色のややさらさらした痰成分の中に、膿性のものが少し混じっている状態でした。Miller & Jones 分類 はP1（膿性部分1/3以下）。痰量は日頃から多いそうです。

　スメアを作成してみるとこんな所見でした。印象的なスライドを2枚示します。どう回答しましょうか？

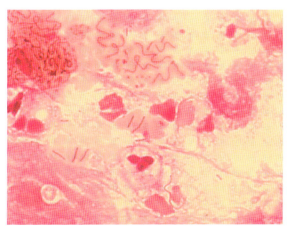

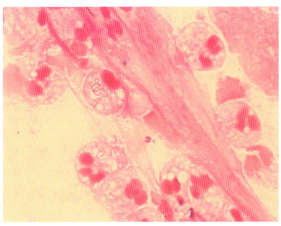

緑膿菌　121

長く伸びたグラム陰性桿菌を沢山認めます。典型的な形ではありませんが、菌体の色からある程度推測できます。周りの粘液様の物質がこの菌の特徴ですので、ご一考ください。

　そうです、緑膿菌です。私も「んん？」と思ったのですが、菌体の色や形を良く観察してみると緑膿菌以外に考えられないと思います。

　長く伸びている理由は、β-ラクタム薬かキノロンの影響かとも思いましたが、内服はありませんでした。CAMのみ服用されていましたが、蛋白合成阻害薬なのであまり関係はない気がします。

　救急搬送後、数時間たった検体でしたので、おそらく検体の保存が悪かったのでしょう。居心地が悪いと、菌は典型的な形にならないことがよくあります。長くなるのは浸透圧の関係もあるのでしょうか？

　典型的なスメアはあとのページで出てきますが、肺炎桿菌との鑑別をしっかりすれば良いでしょう。

第3章 グラム陰性菌 ▶ 緑膿菌

緑膿菌はなぜ耐性菌として注目されるのか？

　耐性菌と言えばMRSAと緑膿菌が頭から離れない菌種で、最近ではMBLやESBLなど範囲が広くなり、より複雑化しています。
　しかし、グラム陰性桿菌の中で、緑膿菌はなぜ耐性菌として注目されるのだろう？　大腸菌でもESBLはあるが、耐性化は緑膿菌より少ないのはなぜだろうか？　そんな疑問を持たれている方は多いと思います。

　下図はグラム陰性桿菌のMIC分布を示したものです。

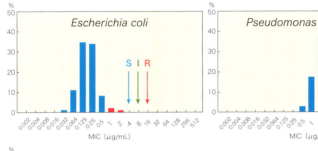
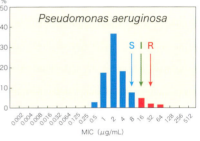
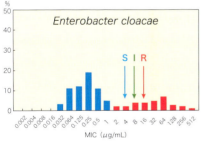

CAZと各種抗菌薬のMIC分布およびブレイクポイント

　MIC分布をみると、大腸菌はほとんどがブレイクポイント（SのMIC）より低い分布を示しているが、緑膿菌はブレイクポイント付近にMICの分布が広がっています。裏を返せば、大腸菌は外来の耐性遺伝子を獲得することでMICが上がる、つまり耐性化するが、緑膿菌はもともと耐性化できる機序を持ち合わせているために、最初感受性であってもすぐに耐性

緑膿菌　123

（誘導耐性）となることが特徴です。Enterobacter も染色体性 AmpC を持ち合わせているために、緑膿菌と同じことが言えます。

さて、喀痰のグラム染色でこんな像が見えました。見えているグラム陰性桿菌について、何とコメントしましょうか？

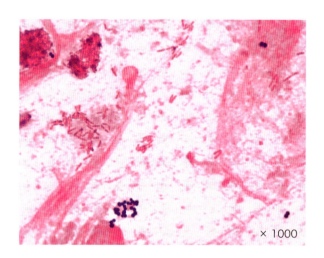

これをただの GNR として返すか、緑膿菌疑いで返すかは、抗菌薬を選択する際に重要なファクターとなってきます。

このスメアでは、中型で部分的にクラスター形成しているグラム陰性桿菌が多く見えます。喀痰中の緑膿菌の多くはこのような態度で染色されるため、当院ではこの時点で「緑膿菌を疑います」とコメントを返すようにしています。たとえ大腸菌であっても、患者背景から推測することで大きな差が生じないことも、安心して言える理由です。

薬剤師さんとも情報共有します。そして、なぜこの薬を選んだのか、スイッチもしくは de-escalation がなぜ行われたのか、検出菌や患者の状態と合わせて説明をして、服薬指導に役立ててもらうよう心掛けています。

薬剤師さんの多くは学生時代に微生物の実習をしていますが、卒後は忘れがちでしょう。院内に微生物検査室がある場合は必ず訪問して、お互いの業務内容を刷り合わせるようにすると、良いアウトカムが望めると思います。微生物検査室へ GO!! です。

第3章　グラム陰性菌　▶ 緑膿菌

鉄のさび色

　緑膿菌はピオシアニンという緑色色素を産生するために、緑色に着色した膿瘍を形成します。緑膿菌の創部感染を起こした場合のガーゼは緑色になっています。

　さらに教科書を見ると、集落の性状として「鉄がさびたような金属光沢」と記載されています。このような集落の特徴から、緑膿菌は、翌日には培養で判明していることが多いのです。ただし、グラム染色像や集落の性状から薬剤耐性を判別するのは非常に困難です。その理由は…

①判定基準のブレイクポイント付近に感受性成績が収束しやすい
②色々な薬剤耐性機序を獲得していることが多い（MBLなど）

　なので、最終的には感受性成績を待たなくてはなりませんが、すでに抗緑膿菌作用を持っていない抗菌薬（ABPCやCEZなど）を使用している場合は大きな分岐点になります。

　これは、先日膿胸から検出された緑膿菌と腸球菌です。

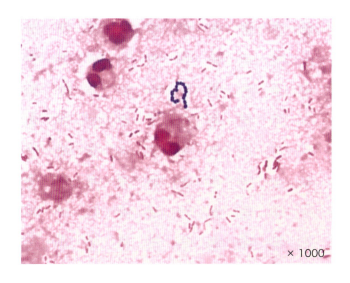

グラム染色では、やや染色性が悪く、湾曲したグラム陰性桿菌が多数あり、一部は集塊を形成しているように見えます。その横にはグラム陽性球菌が見えます。これは連鎖状球菌なので、そう報告しましょう。

　翌日、寒天培地上に光沢のある集落が形成されていました。そうです、これが教科書に書かれている「鉄さび色の集落」です。

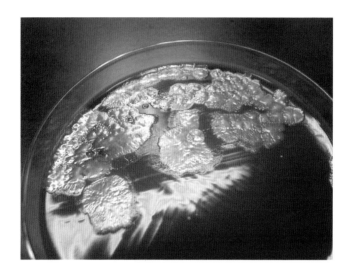

　では、染色で見えたグラム陽性球菌はどこに行ったのでしょうか？　培地上をよく見ると、隅に小さな集落があります。これがそうでしょう。
　このように、初めのうちは自分の力量に合わせて、最終結果の前に菌を報告できれば良いでしょうね。

第3章　グラム陰性菌　▶緑膿菌

菌名を迅速に報告するべきでしょうか？

　集中治療室では人工呼吸器関連肺炎（VAP）のリスクが上がります。発症率は1日1%ずつ上がっていきます。
　スメアでは、こんなのが見えます。

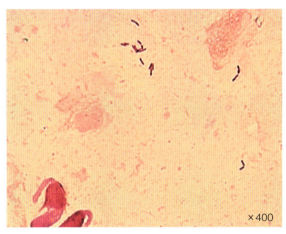

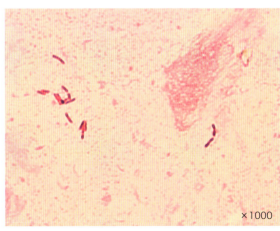

菌の形態や集簇したものがありますので、当道場の生徒ならもうおわかりでしょう。何菌が予測されますか？

背景には白血球はなく、一部に線毛上皮の剥離が見えます。

でもこの場合、ただちに推定菌として主治医に報告すべきでしょうか。それとも「炎症細胞はありません＋GNR」との報告で事足りるのでしょうか…。

このようなケースでは、高頻度に緑膿菌が検出されます（Chastre J, *et al. JAMA* 2003；290：2588-98）。また、抗菌薬の投与が遅れた場合は死亡率が上がるとの報告もあります（Kollef MH *Chest* 2006；129：1210-8）。

したがって、その場所（部門、部署）で多剤耐性緑膿菌が蔓延している時は、あらかじめ予防線を張っておくのが良いと思います。

患者の状況を ICT で詳細に確認している場合は、CPU 画面で菌名のみの報告で良いと思いますが、確認できていない場合はとりあえず状況を主治医に確認するのが良いでしょう。オーバーな報告をしても患者さんには損はないでしょうし。

第3章 グラム陰性菌 ▶ 緑膿菌

緑膿菌のムコイド像

　喀痰で周囲が赤い物質に包まれたグラム陰性桿菌を見ると、すぐ肺炎桿菌かと短絡的に思ってしまいますが、緑膿菌との見間違いはないでしょうか？

　肺炎桿菌は広く散在して見えることが多いですが、緑膿菌は固まって見えることが多いのが鑑別点になります。

　このスメアは緑膿菌です。上記の鑑別点に加えて、菌の形態が少し丸みを帯び、湾曲しているのも緑膿菌の特徴です。

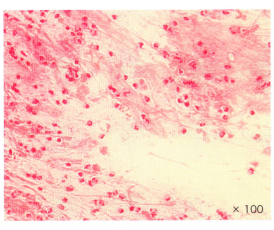

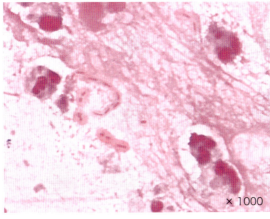

第3章　グラム陰性菌　▶ モラクセラ

気管支炎で見過ごされがち？

　50代女性。僧房弁閉鎖不全症あり。微熱および2日前から痰の増量がみられ、入院時 WBC 7800、CRP 11.2、PO_2 78% (room) でした。胸部 X 線では著明な所見なく、緑色の痰が多い状態。

　気管支炎の診断で、とりあえず SBT/ABPC 3g/12h で開始しました。

　痰のスメアを示します。こんなきれいな像はなかなか見れませんよ。

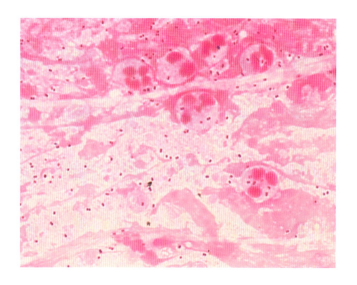

　モラクセラ・カタラーリスです。ブドウ球菌様に見えますが、丸々とした双球菌で、しかも集塊を作らないのがこの菌の特徴です（集塊を作る場合は非病原性のナイセリアの可能性が高いです）。貪食像がみられることからも、モラクセラの確率が一層高くなります。

　市中肺炎の原因菌として上位に挙げられるモラクセラですが、同定はやや難しく、初めて見たときは意外と見過ごされてしまいがちです。当院では2～3ヵ月に1回くらいお目にかかります。

第3章　グラム陰性菌 ▶ モラクセラ

これはもう迷わない

　60代の男性。胃潰瘍の手術歴（5年前）あり。基礎疾患は特にありません。喫煙は現在しておらず、機会飲酒です。3日前から咳がひどくなり、発熱で来院。黄色の痰が採れました。呼吸状態は安定しており、外来通院によるフォローとなりました。

　で、このスメアはどう解釈しますか？

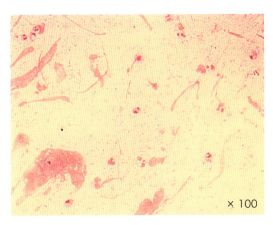

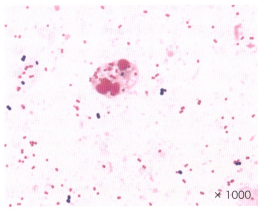

　もう迷わないですね。モラクセラ・カタラーリスです。

第3章　グラム陰性菌　▶ モラクセラ

区別つきますか？

　肺炎患者でP1の痰が採取され、Geckler 4でした。スメアを見るとこんな感じです。

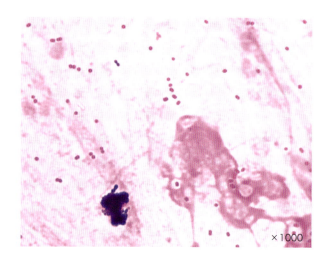

　「モラクセラあり（貪食あり）」とコメントを付けて返しましたが、翌日の培養では肺炎桿菌3＋、常在菌1＋のみ検出され、肝心のモラクセラは検出できませんでした。SPCN（塗抹陽性、培養陰性）でしょうか？

　このスメアは非常にわかりにくいものです。モラクセラ様に見える肺炎桿菌が一面にみられます。培養で発育してこなかったのは、肺炎桿菌が多くてモラクセラが採れなかったか、モラクセラは居ない（発育しない）か、のいずれかでしょう。
　そういう眼で再度スメアを確認すると、双球菌でなく単一の菌、すなわち肺炎桿菌が多い状況がわかります。この場合はモラクセラは起炎菌ではないという判断になります。
　肺炎桿菌は普通はもう少し大きく観察されますが、今回は非常に小さく観察されました。ただ、単一だったので「あれ？」と思いました。莢膜らしきものもあるので、肺炎桿菌で良いかなという結論です。

第3章　グラム陰性菌 ▶ レジオネラ

レジオネラ肺炎の喀痰塗抹の見方

　喀痰グラム染色を見るとき、皆さんは何を考えて見ていますか？

　患者さんの情報は当然大事ですが、情報が得られないときは何を頼りにしているのでしょうか。

　スメアの中で優位な細菌の染色像、形態的特徴などを観察していると思いますが、それは見えた菌が何なのか推定するための必須条件です。

　それに加えて私は背景画像に注目しています。

起炎菌	背景の特徴
肺炎球菌	フィブリン塊の大きさ、好中球
インフルエンザ菌	気管支分泌物、好中球
結核菌	分厚い壊死組織、好中球がある割に菌が居ない
アスペルギルス （アスペルギローマ）	フィブリン塊、好中球がある割に菌が居ない

　このように、菌を探す前に、どういった菌が見えるだろうかと予測して見るのも良いかもしれないと思っています。

　レジオネラ肺炎ではどうでしょうか？

　レジオネラ肺炎ではマクロファージが強く活性化されます。肺胞内にもフィブリンとマクロファージ主体の病変をきたし、喀痰グラム染色では好中球はほとんど見られず、マクロファージが多く見えます。画像診断では大葉性肺炎像を呈し、肺炎球菌との区別はつきにくいため、診断には喀痰スメアや培養が大事になります。

　マクロファージは次ページの写真のように、好中球より大きな多核または単核細胞として見つけることができます。リンパ球浸潤は認めないのでリンパ球は見られることが少ないです。

　こういった場合はレジオネラ菌を想定して、ヒメネス染色、B-CYE α培地の追加、尿中抗原の実施を試みてはどうでしょうか。グラム染色では細いグラム陰性桿菌として確認されますが、嫌気性菌との区別がつきにくく、判読することは難しいと思います。

レジオネラ　133

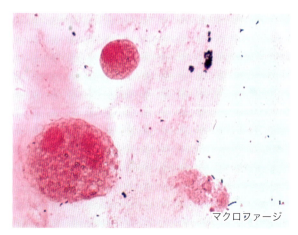

マクロファージ

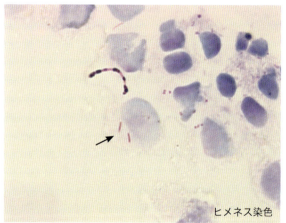

ヒメネス染色

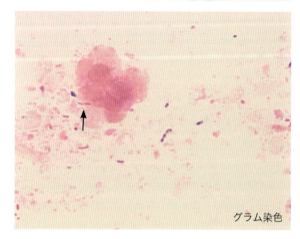

グラム染色

第3章　グラム陰性菌　▶ フソバクテリウム

膿胸から見える情景

　慢性呼吸不全があり、誤嚥も酷かった患者さんです。胸水が溜まり、ドレーン留置になりました。ドレーンで内容物を採取したところ、それほど臭みのない検体ですが、グラム染色でこんな像が見えました。

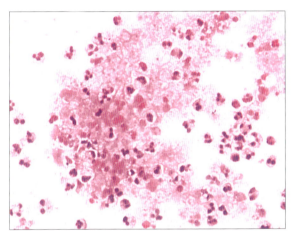

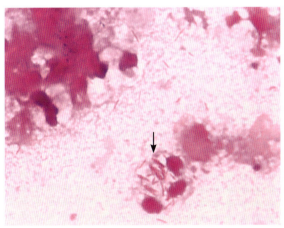

　慣れている方はすぐにおわかりでしょう。背景は炎症が非常に強く、壊死した部分も見えます。膿胸!!と語りかけてくれる像です。

フソバクテリウム　135

フソバクテリウムがここまでキレイに見えることは少なく、せっかくなので掲載しました。もちろん私は、菌名までズバリ当てました。答えは *Fusobacterium nucleatum* になります。

　何でわかるの？　と言われる方も多いでしょうが、このように細長い紡錘状で、先が細く尖っているのが特徴です。近縁に *Fusobacterium necrophorum* という菌がありますが、もう少し太いでしょうか。

　翌日培養で見えた菌も掲載しておきます。たまに中心部が膨らんだ形状が観察されることがあり、*Direct Smear Atlas* には "central swelling charactristics" と記載されていますが、まさにこの表現が当てはまる像です。

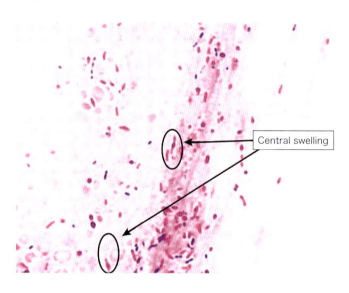

　なお、β-ラクタム薬が作用した腸内細菌も似たような像を示すことがありますのでご注意を。

第3章　グラム陰性菌　▶ フソバクテリウム

お前はもう死んでいる…

SBT/ABPC 投与後の喀痰所見です。

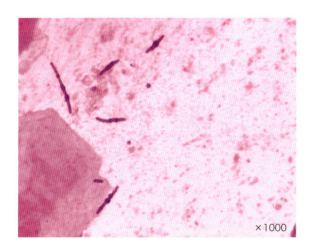

　グラム陰性桿菌ですが、面白いことに中央が抗菌薬の作用で膨らんでいます。フソバクテリウムの一部でもこのような像が見られますが、陰性の染色性や均一な菌体などから、腸内細菌にペニシリンが作用した像が示唆されます。

　ペニシリンは PBP2b に親和性が高く、その次は PBP2 になります。第一段階では、このように真ん中の膨らんだ、分裂が阻止された像が見えます。この後は延伸して、破裂するのでしょうね。北斗神拳を思い出しました。

　嫌気性菌との区別は、慣れないと難しいかもしれません。

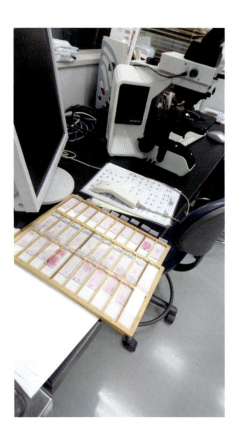

第4章

その他の細菌、真菌

▶ マイコプラズマ ………………………… 140

▶ 抗酸菌 ………………………………… 142

▶ 真菌 …………………………………… 148

第4章　その他の細菌、真菌 ▶ マイコプラズマ

マクロライドが奏効しない市中肺炎

　小児科の先生からこんな相談を受けました。

　「市中肺炎を疑い、β-ラクタムにマクロライドを併用しているが、効果が今イチ。何が考えられるか？」

　難しい質問のように思えますが、紐解き方が大切です。
　胸部 X 線を見ると、両肺に浸潤を伴うすりガラス状陰影。葉間には胸水も貯留しています。他院で β-ラクタムを 2 日処方されていたのですが軽快せず来院とのこと。

- 温泉歴：1 ヶ月前（これは貴重な情報かも）
- ペット飼育歴：なし（Q 熱やクラミドフィラの可能性は薄い）
- 尿中抗原：レジオネラ、肺炎球菌ともに陰性

　喀痰は上手く出ないが、乾性咳嗽が出る。やはりマイコプラズマか？マクロライドが著効しないし、耐性菌かも…。
　IgM 抗体は転院前に検査したが陰性とのこと。再度 IgM 抗体を実施しようとなりました。結果、陽性です。学校では習わないパターンですね。

　でも、マイコプラズマだけで良いのでしょうか？
　わずかに採取できた喀痰を見ると、無数の白血球。Geckler 分類で 5 です。さらに白血球に混じって、マクロファージと線毛上皮細胞。異型肺炎を示唆する細胞と、上皮の剥離が多いことがわかります。いつものようにフィブリン塊の状態を確認しましたが、さほどではありません。肺炎球菌は否定的とのコメントを返しました。
　マクロライドをテトラサイクリンに変更して 2 日目に元気になり始めました。やはりマイコプラズマなのだと思い、再度スメアを確認しました。上記のように気付く点はいろいろありますが、グラム染色のみで確証を持つのは難しいのかも知れません。

140　第 4 章　その他の細菌、真菌

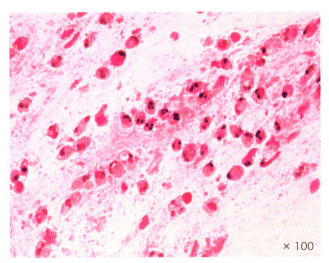
白血球に混じる線毛上皮の脱落＋粘性のある気管支からの分泌物

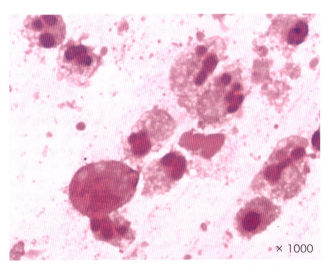
間に見えるマクロファージは肺炎球菌やインフルエンザ菌では少ない

マイコプラズマ

第4章　その他の細菌、真菌 ▶ 抗酸菌

グラム染色で見える結核菌

　結核菌はグラム染色でどっちになるでしょうか？　と学生によく尋ねますが、正答率は 50% くらいですね。

　グラム陽性桿菌に分類されてはいますが、Clostridium や Corynebacterium と同じようには見えません。

　抗酸菌なので、グラム染色でもまばらに染まります。「ムッフの顆粒」とも言い、薄く染まりの悪いグラム陽性菌が見えます。ただ、2+（G5）～3+（G9）程度の排菌量でしか確認できないと思ってください。

　白血球に貪食されている像も見えますので、白血球内もよく観察してくださいね。

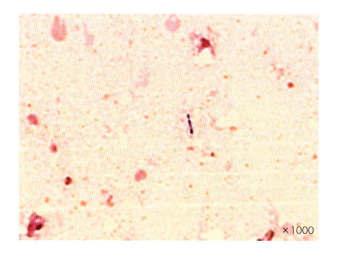

×1000

　グラム染色より先に抗酸菌染色で確認できますので、臨床的に結核を強く疑う場合はグラム染色は行わないこともあるでしょう。ただし、加療をいくつもされているので MRSA が同時に検出されます。これはピットフォールになります。

第4章　その他の細菌、真菌 ▶抗酸菌

気管支鏡で潰瘍が見つかった

　先日、こんな依頼がありました。
「喘息患者で気管支炎の疑いがあり、気管支鏡検査をしたところ、潰瘍が見つかった。塗抹を至急で見て欲しい」という依頼です。

　早速、グラム染色をしたところ、こんなです。

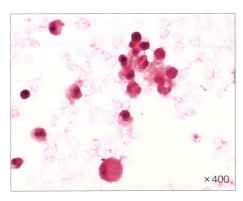

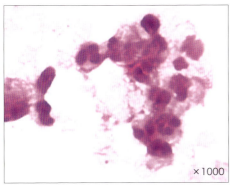

　呼吸器科の医師は臨床症状から判断するのでしょうが、検査室でこういう依頼の場合はどういった菌を目的とするのか…。
　ハテサテ、どう推測しますか？

抗酸菌　143

喘息症状があり、気管支鏡で潰瘍が見つかったことから、気管支結核を疑います。気管支結核は肺のX線像には写らないので、喉頭結核などとともに院内感染対策には非常に厄介なものです。

　チール・ネルゼン染色をすれば良くわかりますが、グラム染色でも十分に疑う所見は得られます。
　グラム染色では、脂質が多いため陽性に染まりにくく、顆粒状に染まったり、ガラスの短冊状に見えます。絞りを上下に合わせると、このように陽性に見えたり、抜けて見えたりします。なかなか面白い画像ですね。

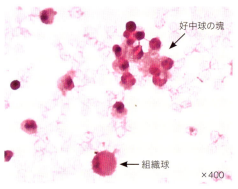

好中球の塊
組織球
×400

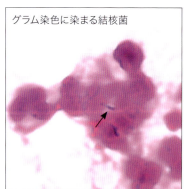

グラム染色に染まる結核菌

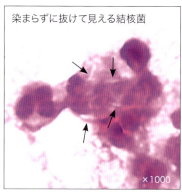

染まらずに抜けて見える結核菌
×1000

　また、結核に特有の組織球が沢山見える所見もありますので、こういった場合は結核も疑うのが良いかもしれません。

第4章　その他の細菌、真菌 ▶ 抗酸菌
非結核性抗酸菌もキレイに抜けます

　結核菌は抜けて見えたり、わずかにグラム陽性に染まったりしますが、非結核性抗酸菌はどうでしょうか？　同じ抗酸菌なので、同じように見えるのでしょうか？

　これは非結核性抗酸菌でメジャーな *Mycobacterium avium* のグラム染色像です。結核菌とそう大差ないのですが、少し丸みがあり、大きく見えます。

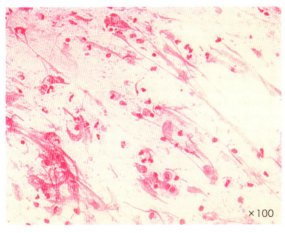

×100

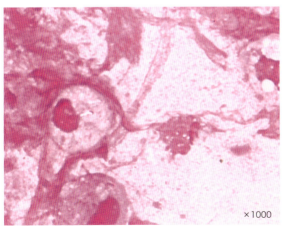

×1000

でも、これで鑑別はできるの？　と言われると、ちょっと難しいと思います。背景は気管支肺炎型のようですね。

　肺のＸ線像は異なる場合もあり、鑑別には双方合わせて有効に使うのと、やっぱり PCR が必要になる場合も出てきます。慣れてくると抗酸菌染色でも判りますが。

第4章　その他の細菌、真菌　▶ 抗酸菌

影が二つ

　結核指定医療機関に居ると、市中肺炎を合併する肺結核ってあるんだな、と思うことがあります。

　喀痰が出て、胸部X線で2ヵ所に陰影が見られる症例。右上は空洞を伴うので結核で良いと思いますが、左下は大葉性のようです。

　スメアはこんなのでした。肺炎球菌性肺炎の合併ですね。

　同時に行った抗酸菌染色も陽性で、後にPCRで結核と判明しました。

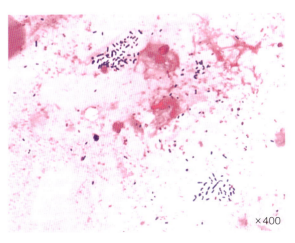

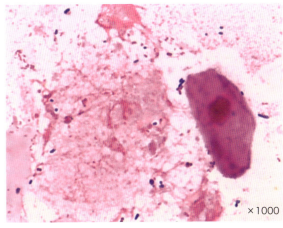

抗酸菌　　147

第4章 その他の細菌、真菌 ▶ 真菌

カンジダの貪食像

　こんなスメアに遭遇しました。
　膿性痰でカンジダと思われる酵母様真菌の貪食像がキレイに見られます。これを肺炎の原因菌と考えて良いでしょうか？

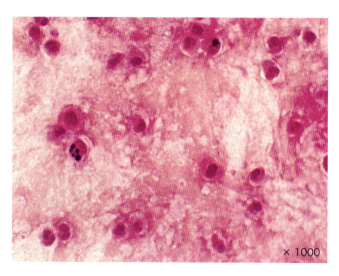

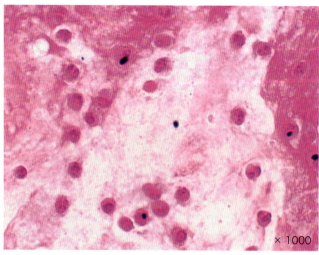

カンジダは口腔内常在菌です。健常者でも口腔内に定着しますが、入院患者ではさらに頻度が高くなります。長期入院や抗菌薬の長期使用といった要因に加え、宿主の免疫状態も要因の１つになります。

　そういった菌ですから、膿性痰で貪食がある＝原因菌だろうか？　という疑問が湧いてきますよね。もちろん、貪食されていない菌よりかは原因菌に近くなるとは言えるでしょう。しかし、貪食像＝原因菌であるという推論は必ずしも成り立たないと思います。逆に、貪食像が見られなくても原因菌として治療しないといけないケースは沢山あります。

　カンジダ肺炎は稀な疾患であり、ほとんどが血行性に肺に病巣を形成することで起こります。経気道感染はきわめて稀です。なので、膿性痰にカンジダが見えたからといって、それが肺炎の確定診断につながることはありません。

　カンジダ肺炎の頻度は、剖検 7725 例に対して 351 例（4.5%）で、primary な症例は 31 例（0.4%）だったとの報告があります。その 31 例のうち 48% はステロイド投与歴があり、29% は好中球減少（＜1000 個 /μL）がみられました（*Medicine* 1993；72：137-40）。

　また、喀痰でカンジダを確認し治療した場合と、治療しなかった場合を比べたところ、死亡率は有意差がなかったという報告もあります。

　簡単に言うと、非常に限られた病態で、カンジダが膿性痰から検出された場合は一考が必要になるでしょう。例えば、好中球減少症や長期間のステロイド投与、先天性免疫不全、Ｔ細胞の抑制が持続する病態など。広域抗菌薬で治療しても効果がない場合（浸潤影の増強、低酸素状態など）もその指標になるでしょう。血行性播種を想定し、血液培養や β-グルカン測定を補助診断に用いることもあります。

　最大のポイントは、痰の採取条件です。吸引チューブによる吸引痰はしばしば口腔内の常在菌を強く反映し、下気道感染の原因菌が検出されない場合があります。なので、気管支鏡下採痰や気管支洗浄液でカンジダを証明することが必要になってきます（*Ann Intern Med* 2000；132：621-30）。

　痰の採取条件をきちんと確認することは、大切な臨床的意義を生み出すことにつながると思います。

第4章　その他の細菌、真菌 ▶ 真菌

誤嚥性肺炎の後に出現したカンジダ

　誤嚥性肺炎の悪化のため2日前に入院してきた患者さんです。肺癌の既往もあり、CFPM＋AMKで治療開始となりました。

　治療開始2日目の喀痰グラム染色を示します。右下にカンジダが見えます。β-グルカン測定は2.2 pg/mLでした。どう考えましょうか？

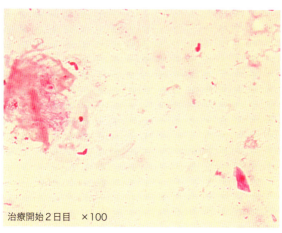

治療開始2日目　×100

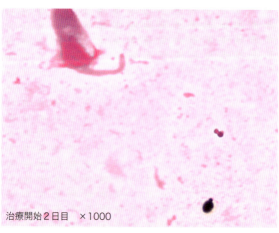

治療開始2日目　×1000

菌は何も見えませんね。primary のカンジダ肺炎は稀であり、β-グルカンの値も低いので保菌と判断しました。炎症反応も強くないし、抗菌薬投与で治療経過は良いと考えられます。

各日にやってくるグラム染色を振り返ることは大切です。しばらくは手元に置いておきましょう。
　これは治療開始日（入院時）のスメアです。2日後と比べるとどうでしょうか？　今回のスメア結果と併せてコメントすると良いでしょう。

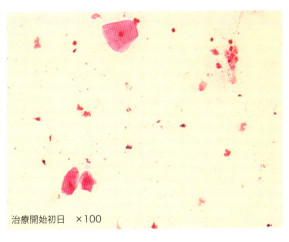
治療開始初日　×100

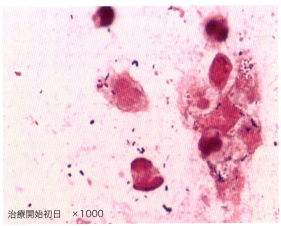
治療開始初日　×1000

第4章　その他の細菌、真菌 ▶ 真菌
日和見感染菌を見たとき

　肺炎を疑ってグラム陽性の双球菌を見たら、肺炎球菌と思う思考回路が働きますよね。では、肺炎を疑ってグラム染色をして、こんな菌が見えたら、皆さんはどうしますか？

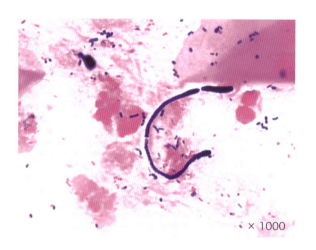

× 1000

①原因菌でない可能性が高いと考え、他を探す。他を探して何もない場合は「菌不明」とする。
②多菌種を認めるので、一応、原因菌の1つとして考える。
③この菌を原因菌とする上で、追加検査を行う。
④難しすぎてわからない。再度採取を試みる。

　①の場合は、カンジダが肺炎の起炎菌になる可能性が低いことを知っているばかりに、思考の邪魔をする場合があります。実は少ないながらもカンジダ肺炎はあるわけですが、外来患者さんで昨日まで元気であった人なら除外しますよね。では、免疫不全で重症肺炎を起こし、原因菌不明の場合はどうでしょうか？
　日和見感染菌の判断は意外に奥が深いのがわかります。患者背景をしっかり観察することは、こういう場合でも大切です。

グラム染色道場

肺炎診療に生かす喀痰グラム染色の見方・考え方

定価（本体 3,600 円+税）

2019 年 1 月 23 日　第 1 版
2019 年 2 月 27 日　第 1 版 2 刷

著　者　山本　剛

発行者　梅澤俊彦

発行所　日本医事新報社 www.jmedj.co.jp

〒101-8718　東京都千代田区神田駿河台 2-9
電話 03-3292-1555（販売）・1557（編集）
振替口座 00100-3-25171

Ｄ Ｔ Ｐ　ライブコンタクト（渡瀬晃）

印　刷　ラン印刷社

© 2019　Goh Yamamoto　Printed in Japan

ISBN978-4-7849-4810-9

JCOPY ＜（社）出版者著作権管理機構 委託出版物＞

本書の無断複写は著作権法上での例外を除き禁じられています。
複写される場合は、そのつど事前に（社）出版者著作権管理機構
（電話 03-3513-6969、FAX 03-3513-6979、e-mail：
info@jcopy.or.jp）の許諾を得てください。

電子版の閲覧方法

巻末の袋とじに記載されたシリアルナンバーで、本書の電子版を閲覧できます。

手順① 弊社ホームページより会員登録(無料)をお願いします。
(すでに会員登録をしている方は手順②へ)

会員登録はこちら

手順② ログイン後、「マイページ」に移動してください。

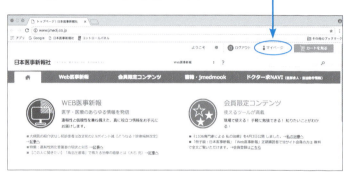

手順③ 「会員限定コンテンツ」欄で、本書の「SN登録」をクリックしてください。

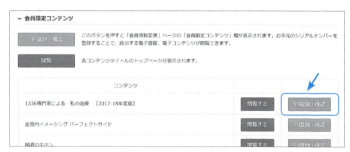

手順④ 次の画面でシリアルナンバーを入力し、「確認画面へ」をクリックしてください。

手順⑤ 確認画面で「変更する」をクリックすれば登録完了です。以降はマイページから電子版を閲覧できます。

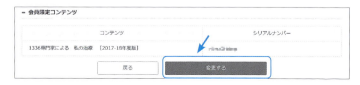